코 건강한
아이가 공부도
잘 하는 이유

코 건강한
아이가 공부도
잘 하는 이유

지은이 | 김남선
펴낸이 | 김원중

편   집 | 이민수
디자인 | 송혜련
제   작 | 최은희
펴낸곳 | DDK(주)
         도서출판 선미디어

초판인쇄 | 2005년 10월 1일
초판발행 | 2005년 10월 5일

출판등록 | 제2-2576(1998.5.27)

주   소 | 서울시 마포구 상수동 324-11
전   화 | (02)325-5191
팩   스 | (02)325-5008
홈페이지 | http://smbooks.com

ISBN 89-88323-75-0 03510

값 12,000원

건강한 코 아이가 공부도 잘하는 이유

도서출판 선·미디어

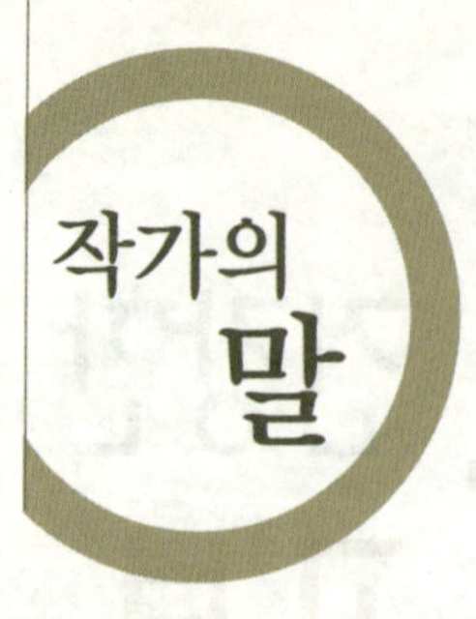

코 알레르기 치료의 대표적인 약을 꼽으라면 필자는 서슴없이 소청룡탕小靑龍湯이라고 말할 수 있다. 소청룡탕은 후한 말기 중국 장사長沙의 장중경張仲景에 의해 씌여진 의학서 상한론傷寒論에 코 질환 치료 약의 하나라고 나와 있다.

2000년 전에 만든 한약을 우리 의사가 현재까지 애용하는 것이다. 이렇게 오랜 세월에 걸쳐 계속 복용해 왔기 때문에 방금 실험실에서 나온 신약과는 달리 두려움과 부작용은 생각하지 않아도 되고 안심하고 복용할 수 있어서 좋다. 또한 현대인의 체질에 맞게 면역제를 첨가하여 처방을 하게 되므로 무엇보다 효과가 뛰어나다.

한편 코 알레르기나 감기가 오랫동안 지속되면서 축농증을 일으키는데, 축농증에 걸리면 코막힘과 콧물, 후비루 등과 함께 두통 증상이 많이 있게 된다.

두통은 주의력을 떨어뜨리고 산만해지기 때문에 항상 답답하고 공부나 일에 집중이 잘 안된다. 그래서 성격도 언제나 들떠 있거나 반대로 침울해지기 쉽다.

어린이나 초등학생들의 50% 정도가 코가 나쁘다는 보고가 있다. 이는 오염된 공기, 거주 환경, 서구화된 음식, 공부 스트레스 등이 주된 요인이다.

결과적으로 코 알레르기나 축농증은 코막힘 증상에 의해 뇌 산소 부족으로 이어져 어린이들의 기억력, 집중력, 사고력 등의 악화로 학습능력이 급격히 떨어져 학교 공부에 치명적 악영향을 준다.

키작은 아이의 47%가 코알레르기가 있다는 학설도 있다. 지금까지 【코 알레르기 클리닉】 영동 한방병원에서는 25년 동안 약 30만 명 정도를 진료하였다.

근래에는 한국을 비롯하여 미국, 일본, 유럽, 중국 등에서 수십 편의 【코 알레르기】 치료에 관한 논문을 발표하였다. 미국 LA, KSU 대학에서의 특별강의도 계속하였다. 진료, 강의, 논문발표 등 코 알레르기에 관한한 그 노하우가 축적되어 지금까지 알레르기에 대한 완치 확률을 높힌 것도 사실이다.

우리나라는 세계적으로 교육열이 가장 높은 나라로 평가받고 있다. 하지만 코가 나빠서 학습에 지장을 받고 있는 아이 때문에 큰 문제가 된다. 코 알레르기가 있는 어린이와 학생이 공부를 잘 하기 위해서는 무엇보다 알레르기 치료가 우선이 되어야 한다.

미국, 일본 같은 선진국도 코 알레르기 환자가 무척 많은 편이다. 본원은 미국 LA의 비버리힐스나 일본 도쿄에 【코 알레르기 한방 클리닉】을 만들 계획이 있다. 미국인이나 일본인의 코 알레르기도 한방치료를 하여 한국 한의학의 우수함을 세계에 널리 알리고 싶다.

끝으로 이 책이 나오기 까지 도움을 주신 일본 히로세 병원의 히로세 시케유키廣瀨滋之 박사에게 감사드린다.

2005년 9월 19일

김남선

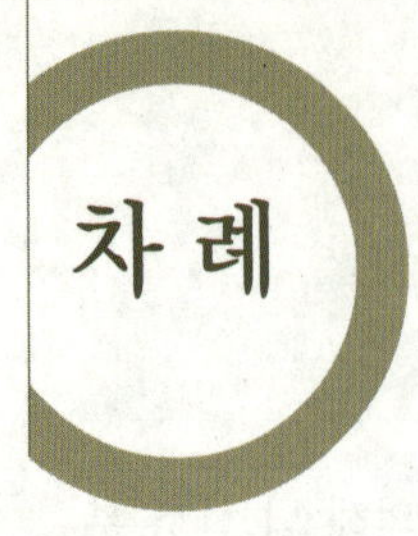

차 례

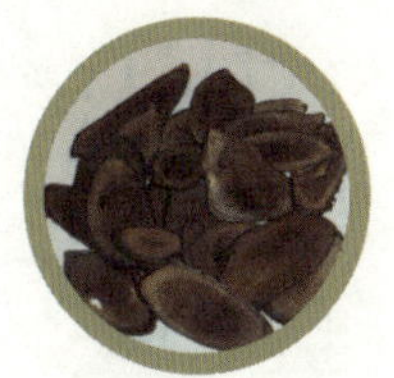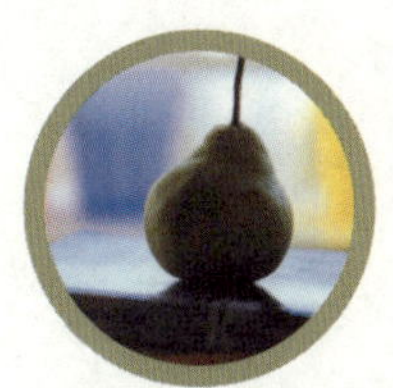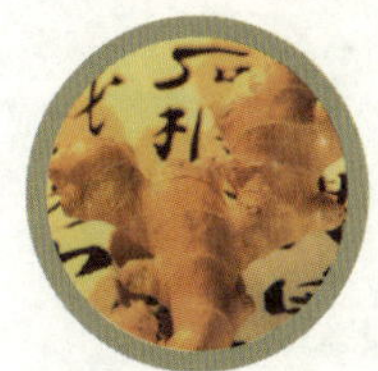

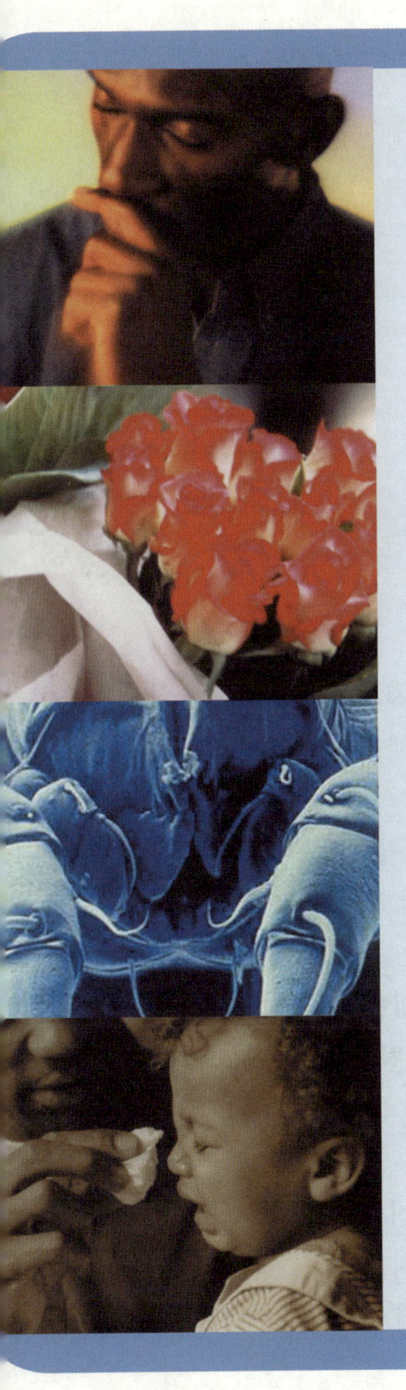

Chapter 1

코 알레르기

1. 코
알레르기란?

　알레르기 때문에 고생하는 어린이들이 점차로 늘고 있다. 복잡한 현대사회에서 물질 문명이 낳은 역기능의 결과를 어린이들이 고스란히 안고 그 대가를 치르고 있는 셈이다.

　사실 알레르기는 우리 몸에 없어서는 안될 필수 기능이다. 우리 몸에는 이물질이 외부에서 침입해 올 경우 즉각 경보 시스템을 발동하고 이물질을 없애는 대응물질을 만들어 낸다.

　대응물질은 이물질과 결합하여 이물질을 없앨 뿐 아니라 한 번 만든 물질을 기억시켜 다음에 똑같은 이물질이 침입해 올 경우 그 물질을 빠르게 만들어 순식간에 이물질을 사라지게 함으로써 우리 몸을 보호한다.

　이러한 면역기능이 없다면 세균이나 바이러스 침입 시 우리 몸은 며칠 내로 세균이나 바이러스에 의해 점령당하고 만다.

　알레르기도 우리 몸을 보호하기 위해 체내에 침입한 이물질에 대한

반응이다. 인체에 침입하는 세
균이나 바이러스 등은 아주 미
세하여 전자현미경으로 10만
배 이상 확대해 봐야 보일 정도
다. 그러므로 설령 몸 안으로
들어온다고 해도 인체 속의 경
찰관인 매크로파지macrophage
나 백혈구 등으로 제거해 버릴
수 있으나 문제는 크기가 보다
큰 것이다.

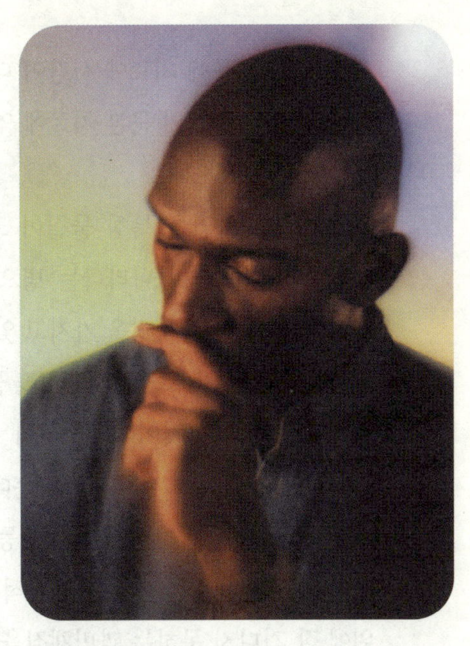

　세균이나 바이러스보다 큰
이물질이 평상시보다 더 많이
침입한 경우 우리 몸은 그 이물질을 '더이상 우리 몸으로 들어오게
하지 마시오' 라는 신호를 보내게 되는데 그 신호가 바로 알레르기인
것이다.

　알레르기 반응을 보이는 사람의 몸은 일반인들에게는 하등 지장이
없거나 필요한 것까지도 배제하는 이물질을 인식하고 반응하게 된
다. 기침, 재채기, 콧물이 나오고 두드러기가 생기는 등 알레르기의
반응은 사람과 나이에 따라 천차만별이다.

　양방에서는 알레르기의 원인을 체내에 침입한 세균이나 바이러스
에 대한 방어 작용, 즉 면역 기능의 일종으로 보고 항알레르기제나
항히스타민제 등을 사용한다. 그러나 그 물질들은 재발이 잦고 졸음
이 오는 부작용을 만든다.

　반면 한방에서는 체질에 따라 접근하는 방법을 이용한다. 한방에
서는 알레르기의 기본 개념을 체질이 변화함에 따라 생기는 이상 증

세로 보기 때문에 치료에 시간이 더 소요가 된다 하더라도 체질 개선을 통한 알레르기의 근본 치료에 역점을 둔다.

알레르기 비염은 특정 물질이 코점막을 자극하면 코점막이 너무 예민하게 반응하여 나타나는 병으로 그 증상이 대부분 만성적이고 재발이 잘 된다는 특징을 가지고 있다.

이 병의 증상은 코가 잘 막히고, 물과 같은 투명한 콧물이 흐르면서, 재채기가 나오는 것이다. 또 코와 눈이 가렵고, 종종 눈물이 나오고, 앞머리에 통증이 느껴지기도 하는데 이로 인해 업무에 대한 스트레스가 증가되며 불쾌감, 집중력 저하 등 일상생활에 많은 불편을 준다.

이러한 알레르기 비염은 체질적으로 손발이 쉽게 차가워지고, 추위에 잘 견디지 못하는 과민체질을 갖고 있는 사람에게 자주 생기며, 새벽의 찬 공기가 몸을 감싸면 더 심해지는 경향을 보인다.

증상을 가볍게 여기다가 축농증으로 발전하면 더 큰 고통을 겪게 되니 조기에 치료해야 한다.

특히 급성인 경우 증상이 몇 주 계속되다가도 없어지기 때문에 치료가 다 된 것으로 착각을 하기 쉽지만 매년 비슷한 시기에 또다시 증상이 나타나 환자를 괴롭힌다.

만성적인 경우에는 이 증상이 일년 내내 지속적으로 나타나거나 혹은 뚜렷한 주기성을 갖지 않고 연중 간헐적으로 나타나 환경변화에 따른 체질변화와 체내의 저항력이 서로 상관관계가 있음을 보여준다.

2. 어린이 코 알레르기

아이들의 코가 점점 약해지고 있다.

최근 보고된 조사 결과를 보면 우리나라 사람 10명 중 1명은 코 알레르기 증상을 보이고, 우리 나라 어린이 10명 중 약 3명은 코 알레르기를 가지고 있는 것으로 밝혀졌다.

코 알레르기는 어린이 알레르기성 질환 중에서도 가장 귀찮은 병으로 손꼽힌다. 콧물과 재채기는 물론이고 그 외에도 여러 가지 불편하고 성가신 일들이 아이들을 못살게 군다.

코 알레르기를 앓고 있는 어린이들의 50% 이상은 이미 5세를 전후해서 증상을 나타내기 시작한다. 코가 간질간질해서 자주 후비고 콧물을 줄줄 흘린다. 처음에는 부모들이 단순한 코감기인 줄 알고 병원에 다니지만, 어쩐 일인지 일주일이 지나고 한 달이 지나도 증세는 호전될 기미를 보이지 않는다. 그렇게 뒤늦게 알고 보면 코 알레르기라는 것이다.

일단 알레르기 비염이 걸리고 나면 그 어린이는 정서적으로 산만해지고 집중이 안 되어 공부하는데 지장을 받게 된다. 또 눈 결막의 충혈과 가려움증, 코피 등이 생기며, 기관지 천식이나 아토피성 피부염, 알레르기성 결막염이 나타나는 경우도 있다. 설사와 복통, 피로감으로 힘겨워 하기도 하고, 공연히 신경질을 자주 내거나 게으른 아이처럼 보이기도 한다. 한 마디로 어린이의 성격이나 생활습관까지 바꿔 놓는 결과를 가져온다.

어린이 코 알레르기는 대개 2~6세 정도의 소아에게서 잘 일어난다. 대부분 온도의 변화에 코가 잘 적응되지 않아 콧물과 재채기가 많이 생긴다. 특히 어린이의 코는 아직 발육이 완전치 않은 때라 코 점막이 면역성이 떨어지고 외부환경에 잘 적응이 되지 않아 더 쉽게 코 알레르기 증상을 겪는 것이다.

주요 원인은 집안의 진드기이고, 그 외에도 꽃가루, 곰팡이, 애완견의 털, 담배 연기 등이 이 질환을 유발한다.

일단 집안에 어린이 알레르기 환자가 생기면 그 알레르기의 유발원인을 없애도록 노력하는 것은 물론, 식생활에도 주의를 기울여야 한다. 우유와 콩, 달걀은 3대 알레르기 식품으로 알려져 있다. 알레르기가 있는 어린이는 반드시 삼가해야 할 음식들이다.

또 외식을 통해 패스

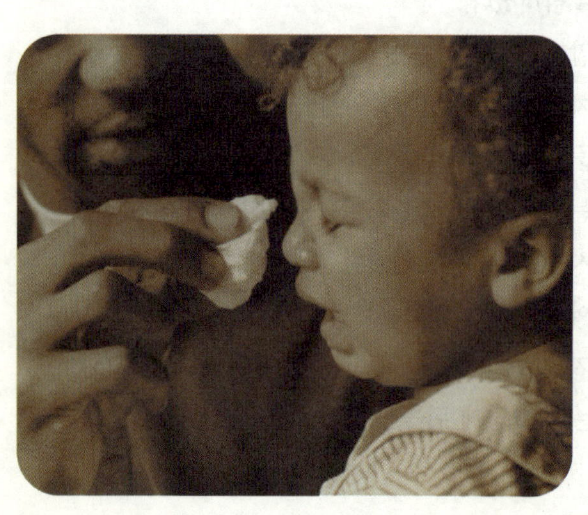

트푸드, 인스턴트 음식을 섭취하는 가정도 많은데, 이것은 알레르기를 더 쉽게 키우는 지름길이다. 또 라면과 과자, 햄버거 등도 금기 식품이다. 가족들이 옆에서 식단을 꼼꼼히 점검하며 가려 먹이는 것이 좋다.

아이들의 알레르기 비염은 모유보다 분유로 키운 어린이에게서, 그리고 시판되는 이유식을 일찍부터 먹인 아이에게서 더 많이 나타난다.

그러므로 아이는 가능한 모유로 키우고, 이유기 때는 소화하기 좋은 식품부터 순서대로 주며 식품의 종류와 양을 늘려가는 옛날의 유아상식이 가장 바람직한 것으로 보인다.

3. 알레르기 비염의 다양한 증상과 원인

초등학교 4학년에 다니는 C군은 알레르기 비염으로 학교에 가는 것조차 싫어할 정도로 심한 우울증에 빠지고야 말았다. 시도 때도 없이 나타나는 재채기에 같은 반 아이들이 때때로 놀리는 것은 물론 자신도 수업시간에 재채기를 해대는 것이 싫었기 때문이다.

또 재채기를 하다 보면 선생님 말씀이 귀에도, 눈에도 잘 들어오지 않으면서 집중력이 떨어지는 것은 분명한 일이다.

부모들은 처음에 아이가 이유도 말하지 않고 무작정 학교에 가기 싫다고 하니 황당하기만 했다.

대개의 경우, 어린이들이 학교를 안 가려고 한다든가, 갑자기 성적이 뚝 떨어지는 데는 다 그만한 이유가 있는데 부모님들은 그 이유를 부드러운 목소리로 차근차근 알려고 하기보다 무조건 야단만 치니 어린이들은 어린이들 대로 주눅이 들어 분명한 이유를 대기가 쉽지는 않을 것이다.

일단 알레르기 비염이 생기면 며칠 동안의 치료 또는 약 몇 가지로 쉽게 치료될 수 없다. 끈기를 가지고 지속적인 치료를 해야 하는데 C군의 경우, 치료를 꼭 해야 되는 이유를 설명해 주었더니 이해를 하고 열심히 치료에 임하였다.

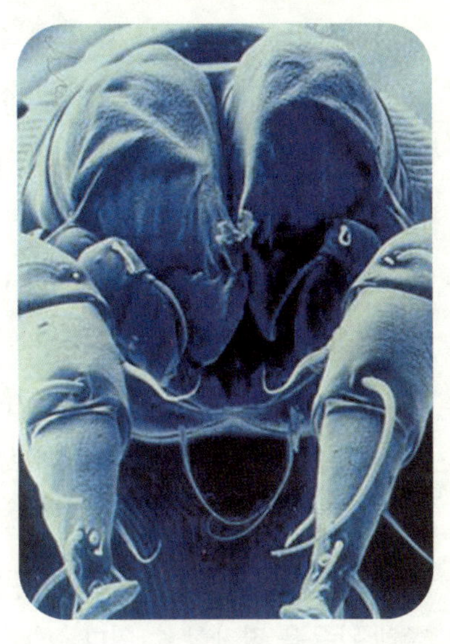

그 결과 거의 완치를 하고 병원문을 나섰는데 밝은 모습으로 학교에 다니면서 성적도 올랐다는 이야기를 나중에 부모님들로부터 들은 적이 있다.

사람에 따라서 '코에 나타나는 천식'이라고 불리기도 하는 알레르기 비염이 알레르기 천식과 다른 점은 알레르기 반응이 기관지가 아닌 코의 점막에 발생한다는 것이다.

즉 기침 대신 재채기가 나오고, 객담 대신 콧물이 흐르며, 호흡곤란은 코막힘으로 대신해 나타난다.

알레르기 비염을 일으키는 원인 물질로는 진드기, 꽃가루, 곰팡이, 먼지, 가축의 털 등이 있다. 때때로 흔히 섭취하는 곡물, 달걀, 우유 등의 식품에 의해서도 생긴다. 그러한 음식들은 훌륭한 단백질 섭취 원인이긴 하지만 고단백질 식생활은 어린이의 몸을 예민하게 만든다. 단백질을 너무 많이 먹으면 알레르기를 일으키는 물질(항원)에 민감한 반응을 일으키는 체질로 바뀐다.

옛날에는 나타나지도 않았던 어린이들의 알레르기 질환이 점점 더 늘고 있는 것은 이러한 결과, 즉 생활의 향상에서 오는 또 다른 반대급부라고 할 수 있다.

알레르기를 일으키는 물질 중 우리나라에서 가장 흔히 볼 수 있는 것은 집먼지와 집먼지 속에 붙어있는 진드기다. 따라서 먼지가 많은 불결한 환경은 알레르기 비염을 일으키는 제 1차적인 원인이 된다.

계절에 구별을 두지 않고 나타나는 통년성 알레르기 비염은 집먼지 진드기 외에도 동물의 털이나 비듬, 진균류, 직물류, 담배가루, 식품 등 모두가 항원이 될 수 있다. 알레르기 중 화분증은 마른풀, 잡초, 나무, 꽃가루 등이 원인인 경우가 많다.

한의학고서를 살펴보면 알레르기 비염이라고 구체적으로 지칭한 병명은 없었던 것으로 보인다. 그렇지만 비구, 비색, 분체라는 용어가 있는 것을 보면 수 천년 전부터 이미 인류는 알레르기 질환과 공존해 왔음을 짐작할 수 있다.

한의학 이론에 따르면 알레르기 비염은 단순히 코만의 문제를 떠나 폐와 밀접한 관계가 있다. 폐는 인체에 들어오는 각종 해로운 물질을 걸러내는 최후의 방어막이자 인체의 면역 능력을 통제하는 코의 사령탑에 해당되는 장기다. 그리고 코와 폐는 호흡기라는 하나의 체계로 연결되어 있다.

그러므로 알레르기 비염은 단순히 코의 점막에 이상이 생겼다기보다는 폐의 통제 기능이 약화되거나 폐가 풍한, 풍열에 침습 당하였거나 폐의 이상현상이 코에까지 도달했을 때 나타나는 것으로 보고 있다.

알레르기 비염은 좀더 쉽게 이야기하자면 코에 염증이 생긴 것인데 재채기, 콧물, 코막힘의 현상이 나타난다. 치료를 하지 않고 그대로 두면 코막힘이 심해지고 축농증을 동반하며 코를 막히게 하는 알레르기 특유의 물혹이 코안에 생겨 답답함을 느낄 뿐 아니라 입으로 호흡을 해야 하는 심한 지경에까지 이르게 된다.

특기할 만한 증상은 일단 알레르기 비염이 생기면 코점막이 아주 예민해져 담배연기, 향수냄새, 갑작스런 온도 변화 등 항원이 아닌 일반적인 물질에도 콧물, 재채기 등의 과민반응을 보인다는 점이다.

이밖에 두통을 호소하거나 눈물을 흘리기도 한다. 단순히 코에 이물질이 침입하게 되면 일종의 퇴치반응으로 재채기가 나오지만 재채기가 끊이지 않고 계속되면 알레르기 비염을 의심해 봐야 한다.

재채기가 연속될 경우, 일시적인 현상이라고 넘기지 말고 병원이나 의원을 찾아 점검을 받는 것이 좋다.

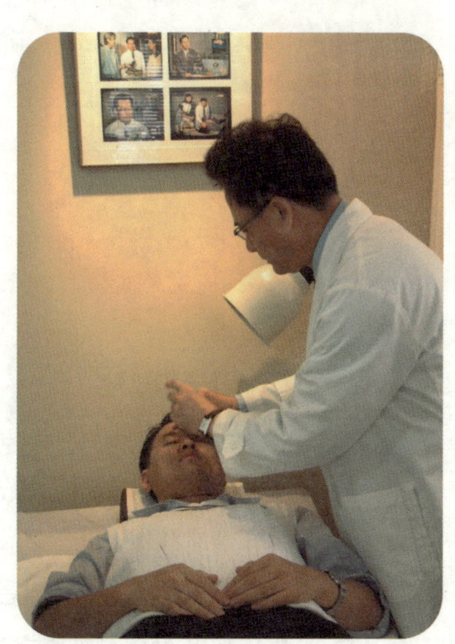

코 알레르기
자가 진단법

_ 감기에 자주 걸린다.

_ 갑자기 추워지거나 뜨거운 음식을 먹으면 콧물이 흐른다.

_ 눈 주위, 얼굴, 목 등이 가려워 재채기나 기침을 계속한다.

_ 수시로 재채기가 난다.

_ 신경이 예민해 신경질이 많은 편이다.

_ 오후가 되면 산소 부족으로 하품이 나고 권태감이 온다.

_ 코 주변이 자주 가렵다.

_ 집중력이 떨어진다.

_ 콧물이 흐른다.

_ 눈밑이 청흑색으로 검푸르게 그늘이 져있다.

_ 입을 벌리고 잠을 잔다.

_ 코가 자주 막힌다.

4. 알레르기 비염, 환경오염과 저항력 부족이 원인

　흔히 알레르기 비염에 걸리면 꽃가루 때문에 재채기가 난다고 믿는 사람들이 있지만 최근에는 꽃가루가 생기지 않는 가을철 또는 겨울철에도 알레르기 비염 환자가 발생한다. 그리고 그 증가 추세는 계속 상향 곡선을 그리고 있다.

　성인은 물론 젖먹이 어린아이까지 남녀노소를 막론하고 알레르기 비염 때문에 고통을 받는데, 이것은 문명의 발달로 인한 환경오염이 주범이다. 무엇보다도 독성을 뿜어대는 자동차 배기가스로 인해 생기는 공기의 오염이 큰 문제다.

　코 점막은 공기가 몸 안으로 들어오는 첫 출입구로 가장 먼저 공기의 접촉을 받으며 외부자극에 대해 우선적으로 반응한다.

　특히 어린이의 코 점막은 무척이나 약하기 때문에 외부의 독성물질에 대해 매우 민감하게 반응을 일으켜 쉽게 염증이 발생하고, 콧물, 재채기, 코막힘 등의 증상이 지속적으로 일어난다. 또한 어린이의 경우 감기가 잘 치료되지 않고 더 발전하면 비염이 생기고 심하면 축농증으로 질환이 점차 진행되기도 한다.

코는 외부로 드러나 있기 때문에 공기중의 오염물질과 온도차 등 물리적인 영향이 걸러지지 않고 그대로 전달된다. 또한 공중에 떠 다니는 수많은 세균과 바이러스, 먼지 등이 코점막에 부착해 내부로의 침입을 시도한다. 그로 인해 코 점막의 상피 아래 조직에는 세포의 침입이 많다. 이처럼 코는 감염을 막는 든든한 수문장의 역할도 하지만 침입의 최우선 경로가 되기도 한다.

과거에는 꽃가루, 집먼지 진드기 등에 의한 알레르기 비염이 주종을 이뤘다. 하지만 산업화, 공업화가 진행되면 될 수록 대기 오염 물질은 그 수를 증폭하기에 이르렀고 먼지 진드기도 대기중의 오염 물질이 많아짐에 따라 그 숫자가 늘어났다고 봐야 한다.

그렇다면 어떤 어린이들은 똑같은 상황에서도 알레르기 비염에 걸리지 않는데, 왜 어떤 어린이들은 매연이 조금만 심해져도 금방 재채기를 급작스럽게 하는 것일까?

이런 측면에서 보면 알레르기를 일으키는 원인을 오염물질 탓으로만 돌릴 수는 없다. 사실 더 근본적인 원인은 어린이가 갖고 있는 면역력의 저하다. 아무리 수많은 침입자가 있다고 해도 성문이 튼튼하면 쉽사리 성문이 열리지 않는다. 반면 빗장이 허술하다거나 성문 그 자체가 낡았을 경우, 몇 번의 시도로 성문은 '어서 오십시오' 하듯이 금방 활짝 열리고 만다.

달리 말하면 똑같은 외부 자극이 있다고 해도 저항력이 강한 어린이의 경우는 자극에 대처할 수 있는 힘이 있는 것이다. 저항력의 약화는 알레르기성 질환을 유발하는 중요한 원인 중의 하나가 된다.

어린이들을 온실의 화초 마냥 곱게 길러서는 안된다. 어린이들이 원하는 것을 무조건 다 사줘서도 안된다. 적절한 통제능력은 지구력과도 연결되고 오염물질을 물리칠 수 있는 뚝심을 길러주기 때문이다.

평소에 신체를 단련시키는 것도 필수적이다. 옷을 너무 두껍게 입히지 말고 규칙적인 운동을 함으로써 기본적인 체력을 강화시켜야 한다.

어린이를 포함한 요즘 학생들은 체격은 좋아졌으나 체력은 약해졌다는 말을 많이 한다. 운동이 부족하고 움직이기를 싫어하기 때문이다. 예전 학생들은 10리 길도 걸어 다녔다. 어린이의 저항력을 길러주자.

5. 상속받기
싫은 선물,
코 알레르기

알레르기 비염에 걸린 어린이의 체질을 잘 진찰해 보면 어린이 부모의 체질을 예측할 수 있다. 그리고 어떤 면으로는 성격적인 면까지도 대략 알 수 있다.

성격이나 습관적인 면은 물론 부모의 체질이나 건강 상태까지 어린이들은 물려받는다.

코 알레르기도 유전이 될까? 단정적으로 말할 수는 없지만 일단 그런 확률이 높은 것으로 알려져 있다. 학계에 보고된 통계에 따르면 부모 중 두 명이 다 알레르기가 있으면 그 자녀의 50~70% 이상이 알레르기에 걸린다는 연구 결과가 있다. 부모 중 어느 한 명이 알레르기가 있으면 자식 중 30%는 알레르기가 있다고 한다.

나를 찾아오는 알레르기 질환 환자들에게도 가족 중에 누가 알레르기 질환으로 고생하는 사람이 있느냐고 물으면 대략 40% 정도는 '있다' 고 한다.

　　나의 삼촌은 복숭아만 먹으면 피부에 두드러기 증상이 나타나 복숭아 근처에는 가지도 않았는데 삼촌의 자녀인 조카도 거의 같은 증상이 나타나는 것을 본 적도 있다. 그래서 젊었을 때, 아니면 아이를 가지기 전에 가능한 한 체질개선을 통해 알레르기를 예방하도록 권하고 있는 것이다.

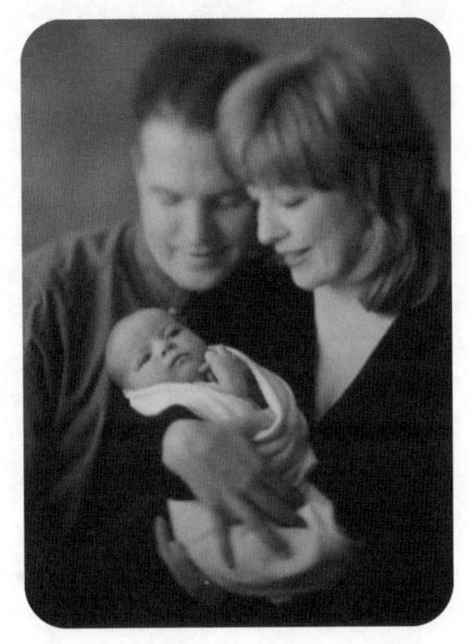

　　아직까지는 증상이 나타나지 않더라도 가족 가운데 코 알레르기가 있거나 걸린 적이 있는 사람이 있으면 나머지 가족도 코 알레르기에 걸릴 가능성이 높다. 따라서 알레르기는 완전히 유전이라고는 볼 수 없어도 잠재성은 있다고 본다. 이를 소양이라 한다.

　　그러므로 자신이 알레르기를 앓고 있는 부모라면 아이들의 코에도 혹시 이상이 생기지는 않았는지 늘 관심을 갖고 지켜보는 것이 좋다. 그리고 뭔가 이상한 증세가 나타나면 즉시 병원을 찾아 치료하는 것이 알레르기 비염으로 확대되지 않도록 미리 예방하는 길이다.

　　그러므로 2세대의 건강을 지켜주기 위해서는 임신한 후에는 말할 것도 없고 젊었을 때부터 건강관리에 많은 시간과 관심을 투자해야 하며 코 질환도 꼭 치료해야 하는 것이다.

6. 꽃가루 알레르기 – 花粉症

　　강남 중학교 여교사인 L씨(29才)는 매년 꽃가루가 날리기 시작하는 4월이면 어김없이 콧물, 재채기, 코막힘으로 고생을 했다. 눈이 가렵고 아프며 충혈이 되기도 하고 눈물도 많이 나왔다. 더욱이 콧속이 가렵고 목젖 부위가 가려워 괴롭다고 했다. 증상이 심할 때에는 며칠씩 학교를 쉬어야 할 정도라고 불평하였다.

　　매년 4월달, 5월달은 꽃가루 알레르기 즉, 화분증花粉症의 환자가 급증하는 계절이다. 이웃나라인 일본도 매화가 만발하는 이맘때쯤이면 삼나무 등 꽃가루로 인한 화분증 환자가 늘고 있다고 각 신문과 T.V에서 연일 보도되고 있다.

　　우리나라에도 최근 10여 년 동안 화분증 환자는 해마다 증가 추세라고 보고된 바 있다. 폭발적인 자동차의 증가와 이맘때면 중국으로부터 날아오는 중금속이 섞인 황사도 한몫을 차지한다.

　　또한 소고기나 돼지고기 등 육류나 우유, 유제품 등의 음식문화 서

구화 등도 우리 몸을 각종 알레르기 질환을 일으키기 쉬운 체질로 변화시킨다. 사회가 복잡해짐에 따라서 스트레스도 알레르기를 증가시키는 요인이 되기도 한다. 그러므로 코 알레르기나 화분증이 있는 사람은 육류나 유제품의 섭취를 절제하는 것이 좋다. 일단 꽃가루 알레르기가 시작되면 재채기, 콧물, 코막힘, 코 점막의 가려움증, 눈 결막의 충혈, 눈물, 눈곱이 많이 생긴다.

꽃가루 알레르기가 심해지면 코 증상뿐만 아니라 기침, 가래, 호흡곤란 등 기관지 천식의 증상도 일으키는데 이러한 천식을 화분천식花粉喘息이라 부르기도 한다. 심할 때에는 얼굴 피부가 짓무르고 부어오르는 외에 두통과 집중력 저하, 몸의 무기력 등의 증상으로 힘들어하는 경우도 있다.

화분증은 유난히 20대 여성에게 많이 나타나고 있어 여성 호르몬이 관계하고 있는 것이 아닌가 추정되고 있다. 그러나 요즈음은 중고등학생과 초등학교 어린이들에게도 많이 나타나고 있다.

화분증을 예방하기 위해서는 꽃가루가 많이 날리는 건조하고 바람이 많은 날에는 외출을 삼가하고 부득이 나가야 할 때에는 마스크나 안경, 모자 등을 사용한다.

평소 화분증이 있는 사람은 소청룡탕에 신이화를 넣어 증상이 있기 전에 미리 복용하는 것도 좋은 방법이다. 외출 후에는 곧바로 머리를 감고 콧속을 깨끗이 씻고 양치하는 것도 예방에 도움이 된다.

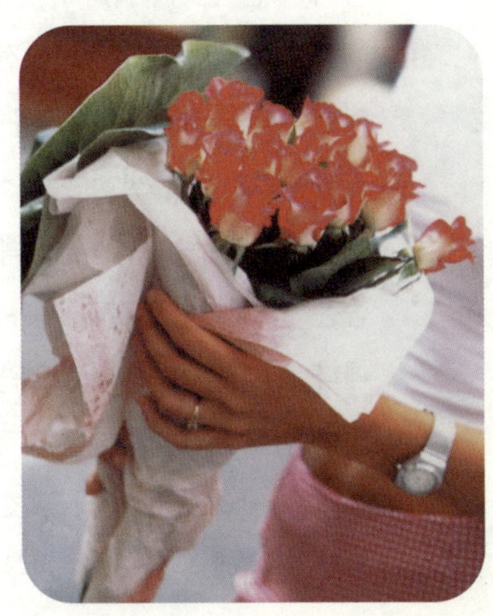

7. 식품 알레르기

어떤 특정한 음식을 섭취했는데 특이반응이 나타났을 때 그 음식에 알레르기가 있다고 말한다. 그리고 그 음식이 바로 알레르겐이 된다.

식품 알레르기는 음식을 먹고 난 뒤 몸에 나타나는 이상 반응으로 음식에 든 단백질 중 특정 단백질이 문제를 일으켜 생긴다.

식품 알레르기 환자는 전 인구의 0.3~0.7% 정도이지만, 나이가 어릴수록 환자가 많아 영유아 시기엔 8%대에 이른다.

알레르기를 유발하는 음식은 사람마다 차이가 있지만 특히 어린이에겐 달걀, 우유, 콩 등 단백질 식품이 주로 알레르기를 일으킨다. 요즘은 아이들이 달걀과 우유를 주재료로 하는 빵과 과자를 많이 먹는데다, 아이들이 빨리 컸으면 하는 욕심에 우유를 많이 먹이는 엄마들의 욕심도 한 몫을 하는 것 같다.

식품 알레르기 증상은 호흡기보다는 소화기나 피부에 그 증상을 주로 하는데 두드러기, 피부 발진 등이 가장 많으며 설사, 구토, 복통 등도 있다. 드물지만 천식, 비염 등이 생길 수도 있다.

최근엔 각 가정의 식탁에 빈번하게 가공 식품이 등장하는데 여기에 포함된 방부제나 색소가 알레르기의 주범이다. 그래서 간혹 우유에는 알레르기를 일으키지 않는데 라면과 함께 먹으면 알레르기를 일으키는 경우가 있다. 첨가물이 간접적으로 영향을 주는 한 예다.

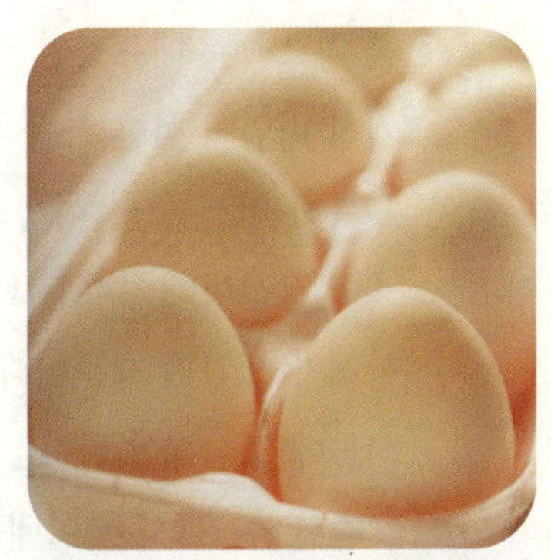

음식을 섭취할 때는 과연 이 음식이 자신의 체질과 맞는지 살펴본 후에 음식을 먹는 것이 안전하다.

식품 알레르기 진단법은 피부반응검사, 혈청검사, 식품 제거검사 등이 있지만 정확한 것은 식품 유발검사다.

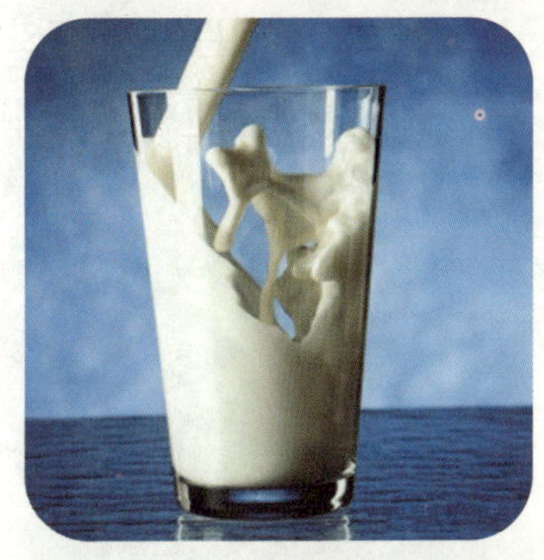

지금까지 알려진 식품 알레르기의 유일한 치료법은 알레르기를 일으키는 원인 음식을 먹지 않는 회피요법이다. 하지만 근거도 없는 식품을 제거하는 것은 성장장애를 일으키기 쉽고 젖먹이인 경우는 뇌의 발달과 밀접하게 관계하기 때문에 주의가 필요하다.

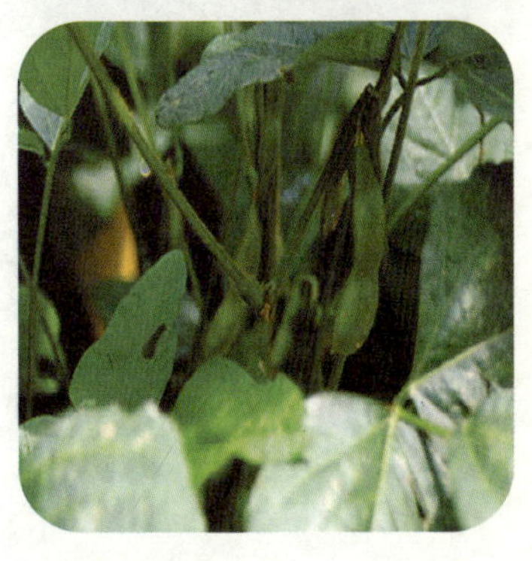

최근 들어 알레르기 음식을 조금씩 투여해 내성을 유도, 나중에는 모든 음식을 먹을 수 있도록 하는 노력이 이뤄지고 있다.

필자의 임상경험에 비춰볼 때 달걀, 우유, 콩 등이 코에 알레르기를 일으키는 대표적인 식품으로 의심해 볼 수 있었다. 따라서 알레르기성 비염이 심한 사람은 이러한 식품은 되도록 피하는 것이 좋다.

특히 임신 중의 여성은 자신이나 가족이 알레르기 체질이라면 더욱이 달걀이나 우유를 너무 많이 먹지 않도록 한다. 왜냐하면 태아에 항체가 생기기 때문이다. 아기의 엄마는 모유를 먹이는 동안에도 음식물에 조심해야 한다.

출산 후 24시간 이내에 나오는 초유는 꼭 아기에게 먹여야 한다. 초유 안에는 면역 글로블린 AIgA가 다량으로 포함돼 있어 알레르기 항체를 만드는 면역 글로블린 IgE가 적게 나오도록 만들기 때문이다.

식품 알레르기를 막는 8개 조항

① 가능한 30종 이상의 식품을 매일 섭취하고 식생활에 다양성을 갖는다.

② 조리법을 연구해 가능하면 자연스러운 형태를 유지하는 것이 좋다.

③ 같은 식품은 매일같이, 게다가 한꺼번에 많이 섭취하는 것은 좋지 않다. 계절적으로 한정된 것은 별도이지만 이것도 매끼 섭취하지 말고 주 1, 2회 정도로 한다.

④ 인스턴트 식품과 가공해 보존료를 사용한 식품, 설탕이 들어간 음료수는 피한다. 고기, 생선, 야채, 과일 등 균형을 생각해 조리한다.

⑤ 특히 단백질, 지방에 편중되지 않도록 하고 미네랄, 비타민을 충분히 섭취하도록 유의한다.

⑥ 식품은 우선 잘 씻어 표면에 붙어 있는 농약과 보존료를 제거하고 나서 조리해 섭취한다.

⑦ 외국에서 수입된 식품은 산지와 제조 년 월 일을 확인한다. 그리고 세계각국의 꽃가루 관련뉴스를 알아둔다.

⑧ 가족 중에 알레르기성 질환이 있는 경우 원인식품이 확실하면 가족 전원이 피하는 것이 좋다.

8. 코 알레르기 예방법

1) 체력항진

알레르기성 비염의 원인이 되는 항원은 진드기, 곰팡이, 꽃가루 등 일상 생활 환경의 가까이에 있는 방해꾼뿐이다. 그래서 이러한 방해꾼의 발생을 예방하거나 제거하여 피할 수 있으면 좋겠지만 너무나 우리 가까이 있어 생활 환경으로부터 완전히 배제하는 것은 상당히 어려운 일이다.

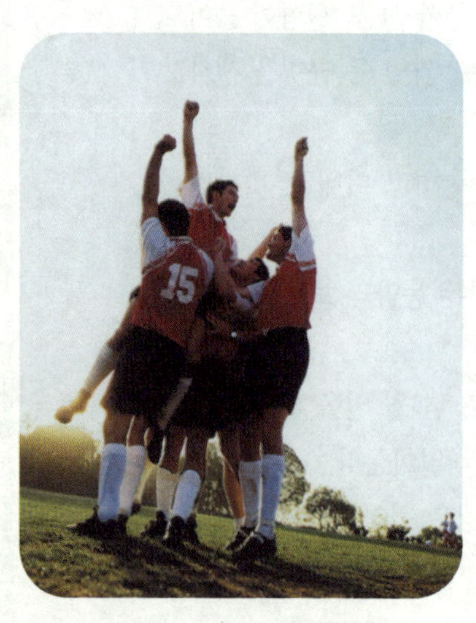

따라서 심신을 단련하고, 스트레스로 자칫 흩어지기 쉬운 자율신경계 기능을 정상적인 리듬으로 만들도록 적당한 운동을 해야 한다. 그래야 원인항원이 몰려와도

걱정 없는 체력을 만들 수 있다.

단련 방법으로는 태극권, 명상, 좌선, 체조, 무도, 배드민턴, 조깅, 건포마찰, 냉수욕, 수영, 온욕과 냉욕의 교차법, 사우나욕 등이 있는데 각자의 체질에 따라 적합·부적합이 있다.

예를 들어 수영과 냉수욕은 한증, 습증(추위와 습기가 침범하기 쉬운 체질)이 있는 사람은 피하는 편이 좋다.

2) 환경

① 수면부족, 고민, 과로 등을 피한다

모든 병이 다 그렇지만 알레르기도 피로, 수면 부족, 고민 등과 간접적으로 연관이 되어 있다. 코 알레르기는 폐에 열이 많고 신장 기능의 악화로 인한 것이므로 몸의 균형을 깨지 않게끔 해야 한다. 운동을 해서 체력을 증진시키면 코 점막의 저항력을 더욱 키울 수 있는데 이때의 필수 조건은 운동을 즐거운 마음으로 해야 한다는 것이다.

② 온도변화에 주의한다

코 알레르기는 추운 날, 일교차가 심한 날, 갑자기 추워질 때 심해지는데 몸이 냉하고 다리가 시리고 저린 사람이 이러한 원인으로 악화되는 수가 많다. 특히 목욕할 때 더웠다가 갑자기 추운 곳으로 나오는 것은 피하도록 한다.

③ 자주 청소한다

집 먼지 1g중에 보통 진드기가 1,000마리 정도 있는데 청소를 자주 하면 거의 없어진다. 특히 진공 청소기를 사용하는 것이 간편하다. 청소는 정성껏 천천히 하고 돗자리는 결을 따라서 닦아주고 카펫은 가끔 물 청소를 하는 것이 좋다.

청소할 때에는 창문을 활짝 열어 진드기가 날아가게 하며 먼지떨이는 사용하지 않도록 한다. 대신 물걸레질을 자주 한다. 코 알레르기가 있는 사람은 청소할 때 반드시 마스크를 하고 가끔 맑은 공기를 쐬도록 한다.

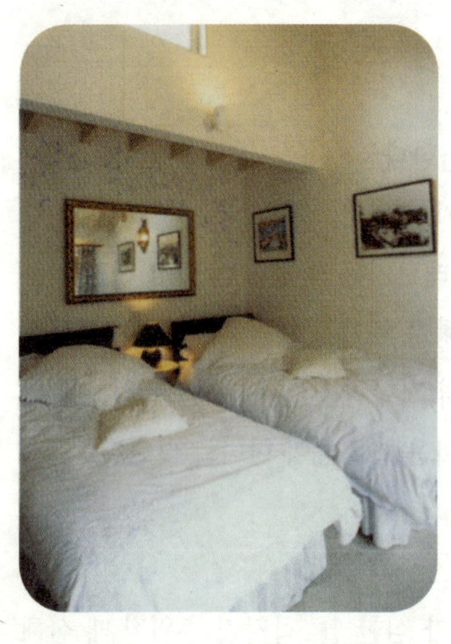

④ 이부자리를 자주 말린다

진드기는 직사광선이 비치지 않는 따뜻하고 습한 곳에서 가장 잘 번식한다. 이부자리에 자외선이 닿으면 표면에 있던 진드기는 곧 죽어 버리므로 가능한 한 자주 말린다. 말린 후 잘 두들겨 진드기 사체나 배설물 등의 항원을 없애고 먼지를 떨어주는 것이 좋다. 제철이 아니어서 이불장에 오래도록 넣어져 있는 이부자리는 가끔씩 말리고 옷장을 자주 청소하는 것을 잊지 않도록 한다. 이부자리를 미리 깔아 놓아 먼지나 진드기가 떠돌아다니지 않도록 한다.

⑤ 통풍에 신경 쓴다

습도가 낮아 건조한 곳에서는 진드기가 살기 어렵다. 맑은 날에는 집안의 창을 모두 열고 습도가 높은 욕실의 창, 하수구, 배수구, 신발장 등도 통풍시키거나 햇볕에 쬐도록 한다. 장마철에는 진드기와 곰팡이의 번식이 잘되므로 유의해야 한다.

⑥ 카펫을 사용하지 않는다

최근 아파트나 주택의 거실에 카펫을 많이 사용하고 있다. 겨울에 카펫을 까는 것은 따뜻한 감이 있어 좋으나 집안에 알레르기성 비염이나 알레르기 천식 환자가 있는 경우에는 아주 좋지 않다. 카펫에는 먼지가 잘 붙고 진드기나 곰팡이 등이 많이 서식한다.

⑦ 애완 동물을 키우지 않는다

개, 고양이, 새의 깃털 그 자체가 알레르기의 항원이 되는 수가 있고 이들이 떨어뜨린 때는 진드기의 먹이가 된다. 그러므로 되도록 집안에서는 동물을 키우지 않는 것이 좋다.

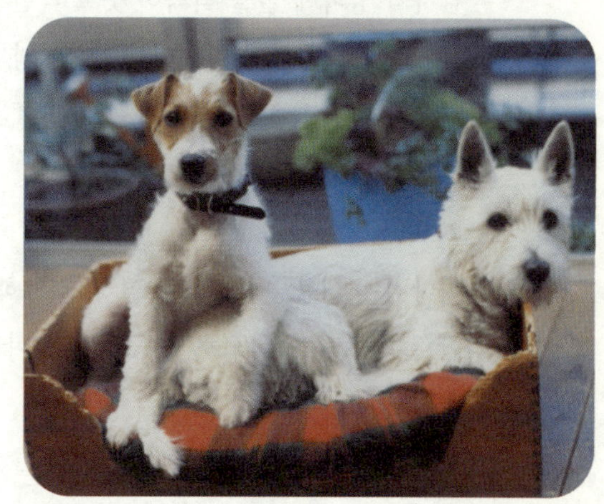

9. 알레르기 체질 개선을 위한 민간요법

■ 감자와 양파 삶은 물

감자와 양파에 물을 넉넉히 붓고 약한 불에서 삶아 그 물을 하루 3회, 공복에 따뜻하게 마신다. 감자와 양파 삶은 물을 3개월 정도 지속적으로 마시면 체질 개선에 큰 효과를 볼 수 있다.

■ 미나리 생즙

미나리는 식욕증진, 이뇨, 혈압강하, 해독작용이 뛰어나다. 생선에 의한 알레르기 현상으로 두드러기가 나면서 가려움증이 있을 때는 미나리 생즙을 마신다.

신선한 미나리 한 단을 준비해 뿌리를 자르고 맑은 물에 깨끗이 씻어 물기를 완전히 뺀다. 분마기에 물기를 뺀 미나리를 짓찧어 거즈에 거른 다음 즙을 받는다.

즙을 냉장고에 차갑게 두었다가 반을 마시고, 반은 거즈에 적셔 두

드러기가 난 부위에 냉찜질하면 빠른 효과
를 볼 수 있다.

■ 마늘 구이

봄철 공기 중에 떠다니는 꽃가루는 눈이
나 코를 통해 체내로 들어가 알레르기를 일
으킨다. 이때 마늘을 구워 콧속에 넣는다.
속껍질까지 깨끗하게 벗긴 마늘을 콧속에
들어갈 수 있는 크기로 자른 다음 기름을 두
르지 않은 프라이팬에 타지 않게 굽는다.

마늘이 구워지면 따뜻한 정도로 식혀 코
에 1분 정도 넣어 두었다가 빼는 것을 수시
로 되풀이한다. 하루에 3~4회, 1회에 1분씩
3일정도 계속한다.

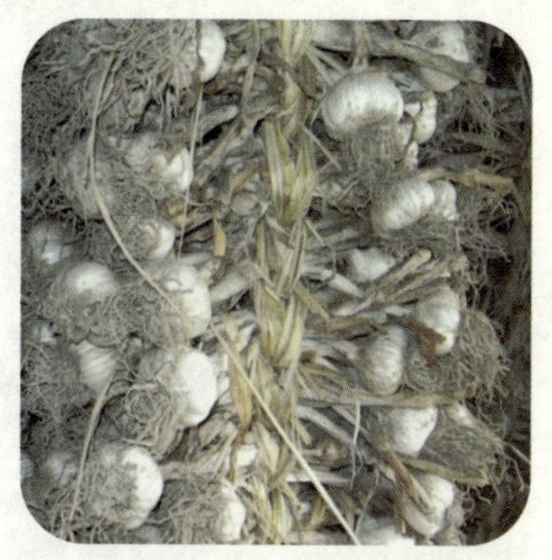

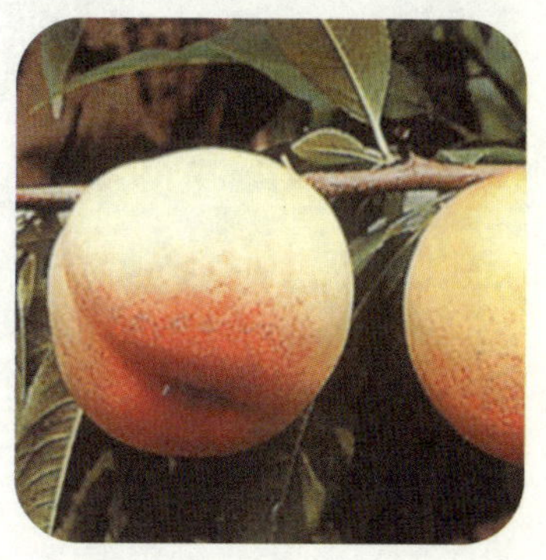

■ 복숭아 끓인 물

복숭아는 여름철에 즐겨 먹는 과일이지만, 복숭아에 있는 털이 알
레르기 증세를 일으키는 경우가 많이 있다.

복숭아의 털을 만지거나 보기만 해도 가렵거나 붓고 또는 털을 깨
끗이 닦았는데도 복숭아를 먹으면 알레르기가 생기는 특이체질이 있
는데, 이럴 때 잘 익은 복숭아를 달여 꾸준히 마시면 체질을 개선할
수 있다.

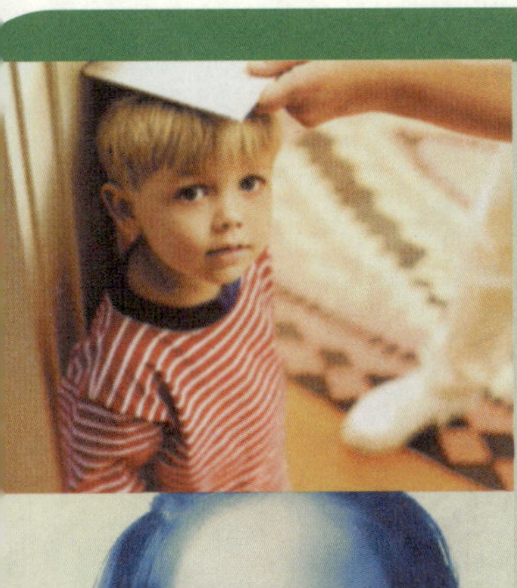

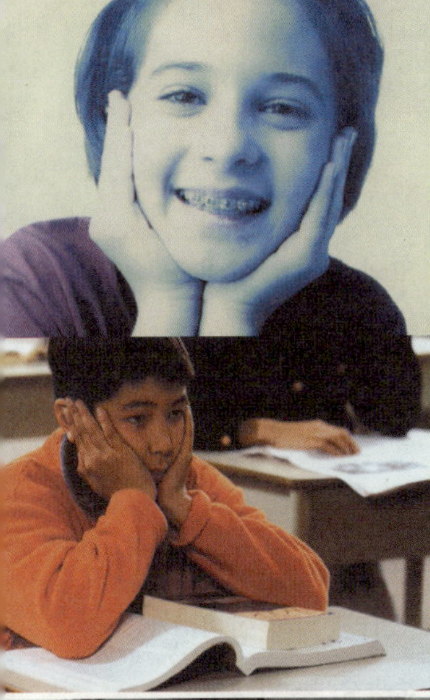

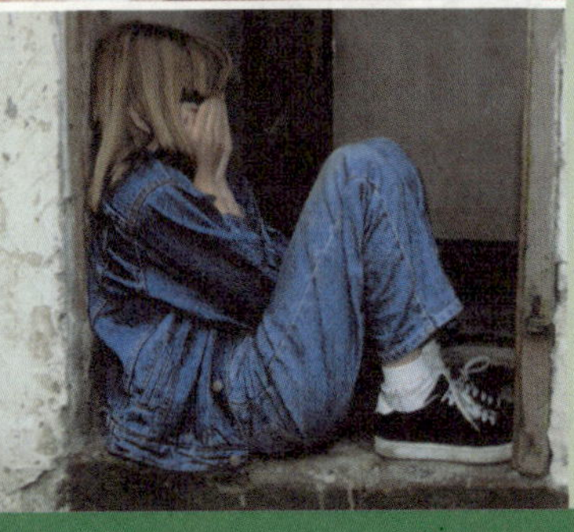

Chapter 2

코 알레르기를 치료해야 하는 다섯 가지 이유

1. 코 알레르기 반드시 치료해야 하는 5가지 이유

코가 건강해야 몸이 건강하다는 말도 있듯이 코의 건강은 무엇보다 중요하다. 특별한 감기 증상이 아님에도 불구하고 늘 코막힘을 호소하거나 훌쩍거리며 괴로워하는 아이에게 손수건을 가져다주는 것만으로 안심해서는 안된다.

소아 코알레르기 질환은 콧물, 코막힘의 괴로운 증상으로 시작해 어린이의 정신과 몸에까지 이상을 가져오기 때문이다. 가볍게 여겼던 코 알레르기 질환은 성장발육 장애, 학교성적 하락, 치아 안면이상, 정서불안 · 소심 · 난폭 등 성격장애, 천식 · 축농증 등 만성병으로 발전할 가능성이 크다.

우리 아이 코 알레르기를 반드시 치료해야 하는 다섯 가지 중요한 이유를 살펴보면 다음과 같다.

첫째, 코 알레르기가 있는 어린이들은 다른 건강한 아이들보다 성장발육이 늦기 때문이다.

코 알레르기가 있으면 콧속의 점막에 염증이 있어 코 점막이 늘 부어 있게 된다. 이로 인해 코로 숨을 쉬기가 어렵고 공기의 유입이 나빠져 그것 때문에 영양장애가 되어 성장이 제대로 되지 않는다.

코가 늘 막혀 있어 냄새를 잘 맡지 못하게 되고 그래서 입맛이 없어서 밥을 잘 먹지 않아 영양상태가 나빠져 어린이 성장을 저해하게 되는 것이다.

둘째, 윗치아가 돌출하고 주걱턱이 되는 등 얼굴형에 이상이 오기 때문이다.

코 알레르기가 몇년씩 지속되다 보면 아이들은 코로 숨을 쉬는 비강호흡을 못하고 입으로 숨을 쉬는 구강호흡을 하게 된다. 그로 인해 턱과 입이 비정상적으로 튀어나오게 되고 치아가 들쑥날쑥 하게 되어 치아의 부정교합과 얼굴형이 제 모습이 아닌 주걱턱 등으로 변하게 된다.

셋째, 코알레르기로 인해 만성 축농증이 되기 때문이다.

알레르기 비염이 오래 되면 염증이 코 주위에 있는 부비동으로 확산되어 부비동에 고름이 생겨 만성 축농증이 된다.

또한 코의 농이 목으로 넘어가 기관지를 자극하여 만성 기침이 생기게 된다. 만성 기침은 점차 천식증으로 진행되기도 하는데 고질적인 천식이 되면 낫기도 어렵다.

넷째, 지능이 저하되고 학교 성적이 떨어지기 때문이다.

코 알레르기가 있으면 머리가 무겁고 아파서 집중력이 떨어지고 기억력도 감퇴된다. 그렇기 때문에 초 · 중 · 고등학생들이나 수험생들은 공부에 지장을 받아 학교성적이 떨어진다. 코가 건강해야 맑은 머리로 공부할 수 있고 집중력도 높아져 성적도 오르게 되는 것이다.

다섯째, 성격이 삐뚤어지고 대인 관계가 원만하지 못하기 때문
이다.

콧물, 재채기, 코막힘으로 주위가 산만해지면서 침착성 상실로 부
모들의 기대감을 충족시키지 못하고 전혀 엉뚱한 방향으로 나갈 수
있다. 또한 학교 선생님이나 부모의 말을 잘 듣지 않고 난폭하고 반
항적인 아이로 변할 수 있다. 반대로 소심해지고 우울한 성격이 되기
도 한다. 그리고 사람들 앞에 자신있게 나서지 못하고 피하게 됨으로
대인관계가 원만하지 못하다.

그러므로 알레르기 체질이라고 판명되는 어린이의 경우 적극적인
치료와 부모의 더욱 많은 관심과 사랑이 필요하다.

이렇게 코가 건강하지 못하면 여러 가지 복합적인 합병증이 나타
나며 2세에게도 유전됨으로 코 질환은 무엇보다 조기에 치료를 해
주어야 한다.

2. 성장 발육 장애 –
키 작은 아이,
저 체중 아이

키가 자라지 않는 원인에는 여러 가지가 있다.

몸 속에 열이 있으면 몸의 진액을 마르게 해서 성장 장애를 초래하는데 비염, 천식, 태열, 축농증 등의 알레르기 질환은 속열이 많은 질환이다.

그리고 비뇨기, 생식기, 내분비기와 관계있는 신장이 허약하면 호르몬 기능이 약화되는데 그렇게 되면 성장 호르몬이 결핍되어 성장에 장애가 초래된다.

또한 아무리 좋은 음식도 소화, 흡수를 제대로 시키지 못하면 성장의 밑거름이 되지 못한다. 소화기가 약한 아이는 잘 체하거나 복통, 구토, 설사, 변비, 식욕부진 등의 증상이 자주 나타난다.

'심心이 약한 아이' 또한 잘 크지 않는다. 한방에서는 심은 무형의 정신 신경계를 가리킨다. 이런 아이는 겁이 많고 잘 놀라며 소심하고 정에 약하다. 또한 불안, 초조, 긴장 등의 증세가 자주 나타나는

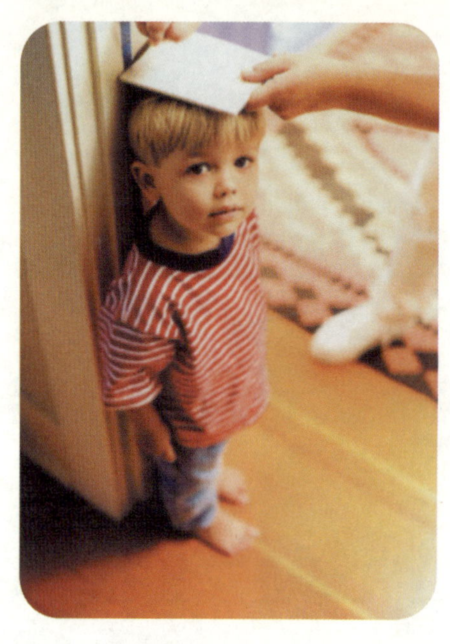

경향이 있고 깊은 잠을 자지 못한다.

아이들은 잘 때 크게 된다.

흔히 성장기에는 낮이나 밤이나 관계없이 키가 자란다고 생각하기 쉽지만 미국의 위스콘대의 노먼윌스먼 박사가 실시한 실험결과에 따르면, 뼈는 하루 24시간 쉬지 않고 자라는 것이 아니라 잘 때와 쉬는 동안에만 자란다고 한다.

노먼윌스먼 박사는 양의 정강이뼈에 미니센서를 심어 관찰한 결과를 미국의 [소아정형외과 저널]에 발표했다. 양의 뼈는 서있거나 돌아다니는 동안에는 거의 자라지 않았고, 잠을 자거나 누워서 쉴 때 90%이상 성장했다고 한다.

아이들이 자다말고 다리가 아프다고 호소하는 성장통 역시 뼈가 밤에 자란다는 사실을 뒷받침하는 것이라 볼 수 있다. 이로써 아이들이 하룻밤 새 쑥쑥 자란다는 우리 옛 어른들의 말씀이 과학적으로 입증된 셈이다.

코에 이상이 생기면 기도가 좁아져서 호흡량이 줄고 또한 낮에 활동할 때보다 밤에 코가 더 막히는 경우가 많은데 코가 막히면 깊은 잠을 자지 못하고 자주 깨게 된다.

깊은 잠이 들었을 때 뇌하수체에서 성장호르몬이 분비되는데 잠을 설치니 성장에 방해를 받는 것이다.

또한 골고루 잘 먹어야 큰다. 결식, 편식 등으로 영양상태가 좋지

않으면 성장호르몬이 아무리 많이 분비되어도 성장에 도움이 되지
않는다.

그런데 코 알레르기나 축농증 등에 의해 코막힘이 심해지면 음식
냄새를 잘 맡지 못하고 냄새를 맡지 못하면 자연히 식욕이 떨어지게
된다. 식욕이 없어진 어린이들은 밥투정을 하고 밥을 먹기 싫어하므
로 영양 상태가 나빠진다. 먹어야 클텐데 먹지 않으니 발육에 지장을
주는 것이 당연한 것이다.

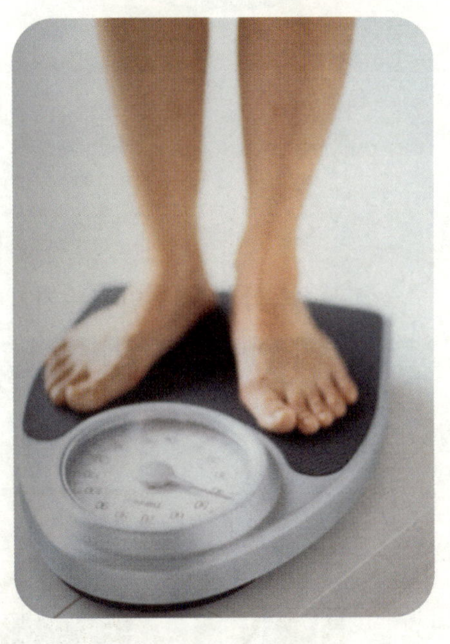

3. 코를 치료하면 키도 쑥쑥

초등학교 5학년인 H는 자기 반 45명 중에서 두 번째로 키가 작다. 엄마, 아빠 모두 알레르기가 있고 어려서부터 코 알레르기와 천식, 아토피로 인해 콧물, 코막힘, 기침, 몸 가려움증 등으로 늘 고생을 했다.

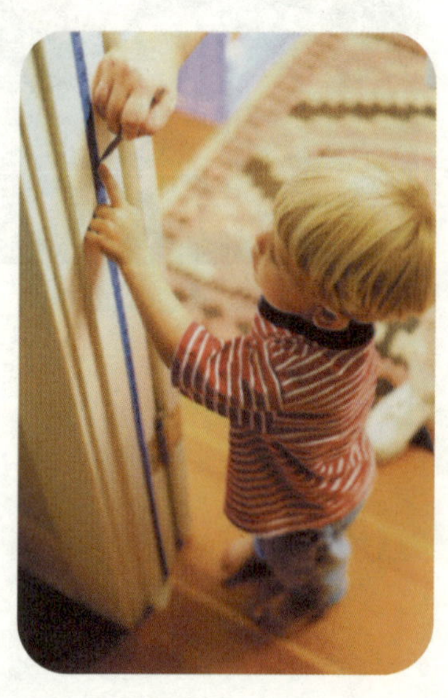

그러는 가운데 다른 어린이들보다 발육이 뒤떨어져서 늘 작은 축에 들었다. 부모는 보통 키인데 H는 좀처럼 키가 자랄 기미가 보이지 않았던 것이다.

필자는 발육 불량의 원인이 코 알레르기의 코막힘에 있다고 진단한 뒤 1년 동안 끈질기게 코 알레르기 약과 발육을 촉진시키는 녹용 등을 첨가해서 복용하게 했다.

그 결과 코 알레르기가 완치된 것은 물론이고 중학교 3학년인 지금은 키가 172㎝로 보통 키의 청소년으로 성장했다.

12세의 K양은 2004년 2월 초진 당시 136cm로 12세의 평균키인 147.8cm보다 12cm가량 작았다.

늘 감기에 걸려 코가 막히고 콧물이 목 뒤로 넘어가는 등 코 증상이 심했고 비염이 만성화되어 축농증이 되었다.

K양은 코 점막 부종, 기침, 가래가 심했고 머리가 늘 아파서 공부에 취미가 없고 산만하여 학교 공부도 제대로 하지 못하고 있을 뿐 아니라 코막힘으로 입맛이 없다보니 키가 잘 자라지 않아 또래 아이들보다 많이 작았던 것이다.

필자는 소청룡탕에 녹용을 첨가하여 복용하게 하였다. 1년 후 비염과 축농증 증상이 소실되었을 뿐만 아니라 20cm이상 성장하여 치료 1년 4개월이 지난 2005년 6월에는 158cm로 13세 평균치 152.1cm보다 6cm정도 더 커졌다.

이 사례에서도 알 수 있듯이 어린이의 경우에는 코

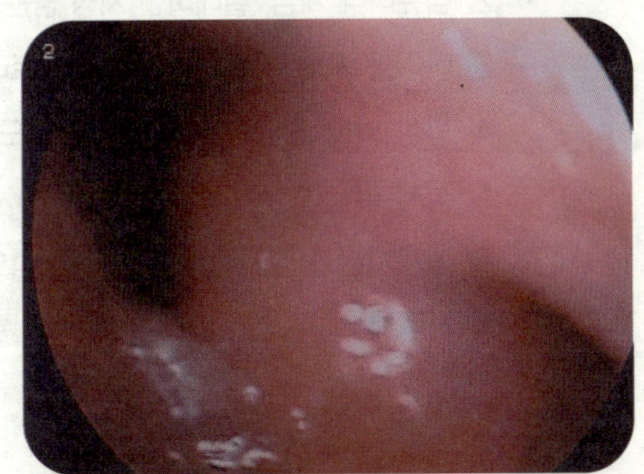

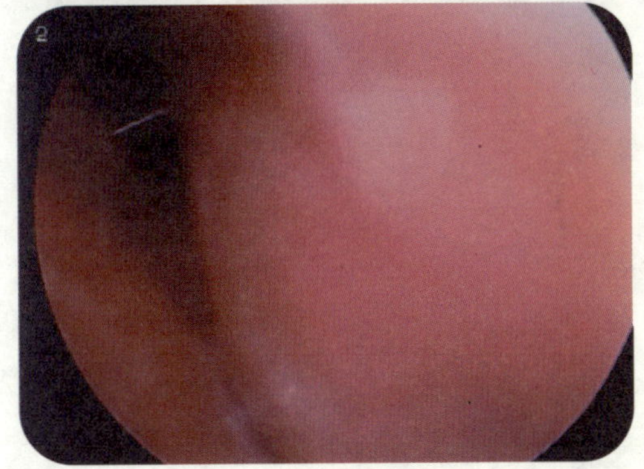

치료 전(위) 치료 후(아래)

알레르기가 발육 불량의 원인이 될 수도 있으므로 반드시 초기부터 적극적으로 치료를 해나가야 한다.

일단 코를 치료하는 것이 제일 중요하지만, 아이들의 성장을 돕는 생활습관도 많은 도움이 된다.

★ 아이들의 성장을 돕는 생활 습관 ★

1. 늦어도 밤 11~12시 사이에 잠자리에 든다.
2. 컴퓨터나 게임, 텔레비전 시청 등은 시간제한을 두고 함께 지킨다.
3. 아이를 지나치게 억압하거나 스트레스를 주지 않는다.
4. 항상 밝고 편안한 마음가짐을 갖도록 집안분위기를 가꾼다.
5. 정서 발달을 위하여 좋은 음악을 자주 들려준다.
6. 식사시간과 잠자는 시간은 규칙적으로 유지한다.
7. 하루에 40분 이상 가벼운 운동을 한다.

4. 윗치아 돌출·
주걱턱 등
얼굴형 이상

코 알레르기가 몇 년씩 계속되다 보면 아이들은 코로 숨을 쉬는 비강호흡을 못하고 입으로 숨을 쉬는 구강호흡을 하게 된다. 이렇게 되면 턱과 입이 비정상적으로 튀어나오게 된다. 치열이 고르지 못하게 되고 들쭉날쭉 나온 치아로 인해 얼굴형이 이상하게 변형되기 쉽다.

부정교합을 일으키는 결정적 요소는 골격적 이상이다. 즉 악골의 발육부전이나 과대성장 등으로 인하여 상하악골간의 균형이 깨어져 부정교합을 일으키는 경우가 대부분이다.

이에 따라 근육의 기능장애뿐만 아니라 만성 두통, 안구의 통증, 귀의 통증, 전신적인 장애 증상과 특히 악관절의 기능장애 등을 동반하는 경우가 허다하다.

부정교합의 경우 음식물을 씹는 기능이 떨어지는 것은 말할 것도 없고 정확한 발음에도 지장을 준다. 심할 경우 말을 할 때 침이 튀어나와 상대방을 불쾌하게 하는 수도 있다.

뻐드렁니의 경우 자신은 화를 내지 않았는데도 다른 사람의 눈에는 화를 내고 있는 모습으로 보일 것이다. 이런 용모상의 결함이 커 자라나는 아이에게 미치는 정신적인 영향은 치명적이다. 아이에게 정신적 열등감을 가져오고 사교성을 잃게 할 수도 있다.

일반적으로 부정교합은 치아의 배열만 불규칙한 경우와 턱뼈의 발육 이상으로 발생된 턱뼈의 기형인 경우로 구분할 수 있다. 치아의 배열만 불규칙한 경우는 치료하지 않고 방치하면 충치, 잇몸 질환 등이 발생하게 되므로 치열 교정 치료를 받는 것이 바람직하다.

턱뼈의 기형이 있는 경우는 얼굴 모양 전체에 불균형을 초래하여 환자 본인이 자신의 외모에 대하여 열등감을 가질 수 있다. 특히 청소년기에는 심리적 문제를 일으킬 수도 있고 또한 턱관절 부위에 이상을 일으켜 만성적인 턱 관절염을 유발할 수도 있으므로 턱교정 수술을 하여 치아 및 턱의 형태와 위치를 바로잡아 주어야 한다.

그리고 최근에는 미적인 요인을 중시하는 경향이 있어서 혼기를 앞둔 미혼여성이나 원할한 사회생활을 위해 남에게 혐오감을 주지 않으려는 젊은이들이 교정을 많이 한다.

교정치료의 필요성은 심미적인 것뿐만 아니라 기능적인 면에서도 중요하다. 씹는 기능이 약화되면 이로 인해 소화기능이 크게 떨어지고 음식물 섭취에도 지장을 주므로 신체발육장애 및 정서적으로도 불안감을 일으키는 등 정신적인 장애를 초래한다.

교정치료의 적절한 시기란 없고, 10대에서 30대까지 가능하다. 적절한 시기에 치료를 빨리 해 주는 것이 좋다.

5. 구강호흡으로
   부정교합 발생

요즘 10세 전후의 초등학생들이 치아교정을 위해 교정장치를 끼고 다니는 것을 흔히 볼 수 있다. 치열교정을 받는 사람들은 주걱턱, 뻐드렁니, 덧니 등과 같은 부정교합이다. 어린이 치아교정의 경우 90%가 부정교합이라고 볼 수 있다.

부정교합의 원인은 유전적인 것과 개인의 체질, 출생 후 주위환경 등에 의한 후천적인 것이 있다.

"젖니를 영구치로 갈 때부터 우리 애 치아가 이랬던 것 같습니다. 코로 숨을 잘 못 쉬어서 자꾸 입으로 숨을 쉬었어요. 요즘도 가끔 그럽니다."

초등학교 3학년인 S양의 엄마는 의자에 앉자마자 이야기했다. 외모에 예민한 여학생인 만큼 S양은 앞으로 튀어나온 치아 때문에 친구들과 노는 것도 싫다고 하며 의기소침해 있었다.

S양은 알레르기성 비염을 앓고 있었기에 구강호흡이 습관이 되어,

그로 인해 부정교합이 발생한 케이스였다.

　부정교합의 발생을 예방할 수 있는 가장 중요한 시기는 젖니를 영구치로 갈게 되는 시기로서 만 6~12세이다.

　이 시기에 적절한 치과 검진으로 부정교합을 예방하지 못하면 단순히 치아 배열이 고르지 못하게 되는 것이 아니라 부정교합으로 인하여 얼굴이 삐뚤어질 수도 있고 이로 인해 턱관절에 관절염이 발생할 수도 있다.

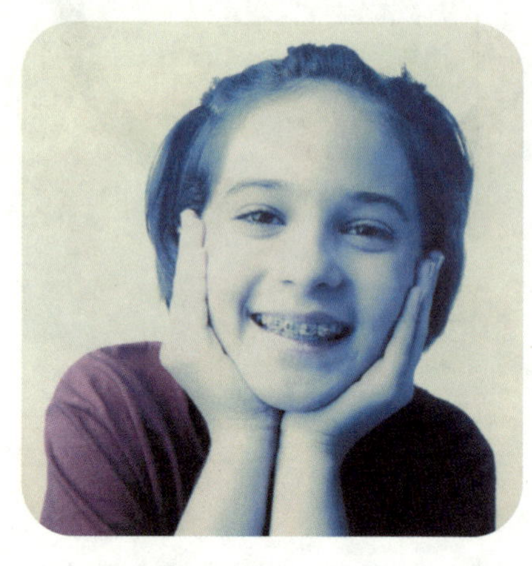

　젖니는 영구치로 교체되기 전, 자칫 소홀하기 쉬우나 젖니는 영구치로 교환될 때까지 턱뼈의 발육이 정상적으로 이루어지도록 하는 역할을 하므로 충치가 생기지 않도록 주의해야 한다. 영구치가 가지런한 치아배열을 이루게 하려면 젖니를 잘 관리해야 한다.

　또한 이 시기에 알레르기성 비염이나 비중격만곡 등으로 인해 코로 숨을 잘 못 쉬는 경우에는 구강호흡(입으로 숨을 쉬는 것)만을 하게 되어 부정 교합이 발생할 수 있으므로 적절한 이비인후과 치료를 받아야 한다.

6. 천식·축농증· 아토피 등 고질병으로 발전

감기가 자주 걸리는 상태에서 그대로 감기쯤이야 하고 내버려두면 병세가 계속 악화되어 감기가 콧속에 염증이 생기는 급성 비염이 되고, 급성 비염이 만성 비염으로, 만성 비염은 다시 축농증으로 발전된다. 축농증이 콧병의 마지막 종점. 즉 종착역인 셈이다. 사실 만성 축농증으로 발전되면 치료하기는 더욱 어려워진다.

알레르기성 비염은 생명과는 큰 관계는 없지만 살아가는데 있어서 삶의 질을 떨어뜨리는 아주 귀찮은 질환이다.

기관지 확장증 같은 병이 합병이 되기도 하는데 기관지 확장증이란 기관지가 군데군데 늘어나 넓어져 있어서 여기에 가래 같은 분비물이 고여서 염증상태를 더 악화시키고 병원균이 자라게 만들어서 항상 누런 가래와 기침이 나오고 숨이 찬 증상이다.

따라서 꾸준히 알레르기성 비염을 치료하여 근치시킴으로서 환자에게 증상의 고통과 공포를 덜어주고 만성 축농증, 아토피, 기관지천식 등의 고질병으로 발전하지 않도록 해야 한다.

2002년 6월, 콧물, 코막힘에 기침천식 증상까지 있었고, 겨울이면 아토피로 인하여 다리와 접히는 부위가 가렵다는 8세의 여아인 K양이 내원하였다.

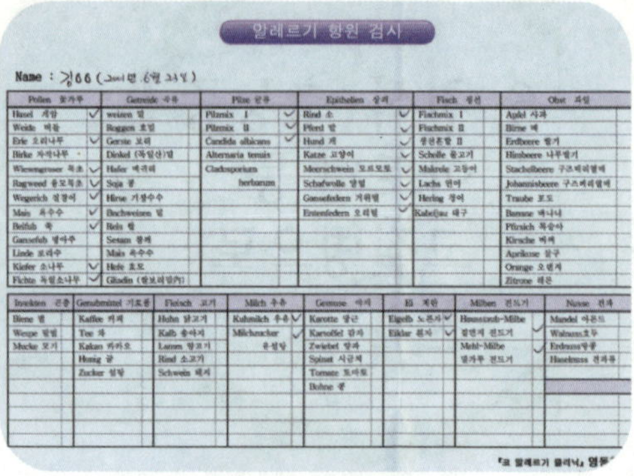

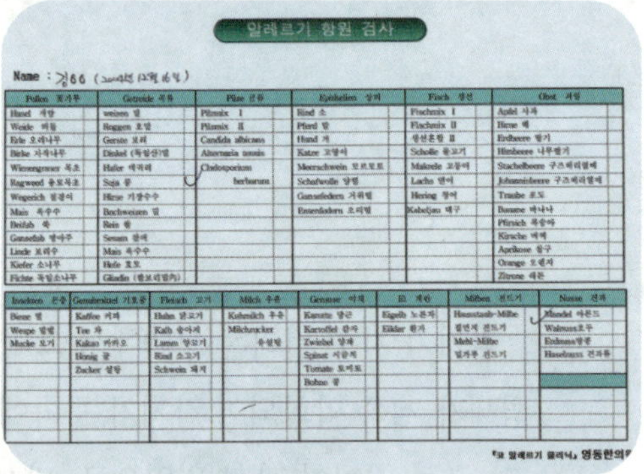

알레르기 항원검사를 해보니 꽃가루, 집먼지 진드기, 밀가루, 진드기, 곰팡이균, 동물의 털이 나왔고, 음식물에서는 버섯, 우유, 설탕, 달걀 등이 항원으로 진단되었다. 소청룡탕에 아토피 치료제인 황련, 황백, 치자를 처방하였다.

그 후 2004년 12월 재진 시에 다시 항원 검사를 했는데 집먼지 진드기에서만 약간의 항원이 진단되었다.

이렇듯 알레르기는 비염 뿐만 아니라 천식, 아토피까지 발병하게 됨으로 꼭 치료해 주어야 한다.

치료 전(위) 치료 후(아래)

7. 꾸준한 치료를 요하는 소아 천식

유치원에 다니는 7세인 철민이는 3년 전부터 매년 3~4월경이면 어김없이 나타나는 기침과 가래 또는 쌕쌕하는 천명喘鳴 등으로 힘들어했다.

소아 알레르기 기관지 천식의 경우 그 치료의 명약은 두 말 할 필요도 없이 소청룡탕小靑龍湯이다. 소청룡탕에 상백피와 행인을 넣어 쓰면 더욱 효과가 좋게 된다.

이 약은 알레르기 천식을 치료하는 기본 약으로 심한 기침과 가래를 없애준다. 그리고 치료 이후에도 호흡기를 보강하여 몸의 저항력과 면역성을 길러주며, 외부의 환경으로부터 호흡기가 잘 적응을 하게 해주는 중요한 작용도 한다.

철민이는 100일 동안 소청룡탕을 복용한 후 연중행사처럼 생기는 기침으로부터 완전히 해방되어 지금은 건강하게 잘 자라고 있다.

평소 몸이 약해 기침 천식이 있는 어린이는 위의 약에 녹용을 넣어 쓰면 그 효과가 더욱 좋다. 녹용은 어린이의 기관지나 호흡기를 보해 주는 것 외에 밥을 잘 먹게 하고, 발육도 좋게 해주며, 감기 등 각종 질병을 예방한다.

알레르기 천식 등 알레르기 질환이 있는 아이들은 외부의 맑은 공기에 자주 접촉시켜 자기 몸 스스로 저항력을 키워 호흡기를 튼튼히 해야 한다. 그리고 알레르기 전문의에게 꾸준히 치료받는 것이 무엇보다 중요하다.

8. 학교 성적 부진, 지능 저하

코가 막히면 주의력과 집중력이 떨어지고 기억력도 나빠진다. 공부할 때 코가 막히고 콧물이 나면 코를 자주 풀어야 하며 두통이 동반되는 경우가 많아 집중을 할 수 없어 학습능력이 떨어지는 것이다.

대개 비염 환자들이 책을 보거나 글씨를 쓰기 위해 고개를 앞으로 숙이면, 머리가 아프거나 머리를 짓누르는 느낌이 심해져 고통스러울 뿐 아니라 호흡이 곤란하여 집중력이 크게 떨어진다. 그러니 당연히 학업에 지장을 받게 되고 성적부진으로 이어질 수 밖에 없는 것이다.

만성 비염이나 알레르기 비염, 축농증은 수험생들의 대학입시에도 최대의 적이다. 콧물, 코막힘, 재채기 등이 계속 반복되면 모든 신경이 코로 쏠려 학생들이 학업에 집중하는데 매우 나쁜 결과를 가져온다.

코가 막혀 숨을 쉬기가 어렵고 답답한데 눈앞의 수학 문제가 보이겠는가. 전에 배웠던 수학 공식이 생각나지 않는 것처럼 기억력이 없어지고 문제를 풀기 위한 집중력이 떨어져 당연히 학습능률이 떨어진다. 이런 일이 여러 차례 쌓이면 당연히 성적이 나빠지거나 머리가 둔해진다.

그러므로 이러한 증상이 있는 학생들은 빠른 시일 내에 콧병을 치료하는 것이 바람직하다. 그러나 적절히 치료하지 않고 그대로 방치하면 모든 일에 흥미를 잃고 주의력이 산만해질 가능성이 크다.

학생들은 늘 책상에 얼굴을 숙이고 앉아 있는 시간이 많기 때문에 코의 통기가 방해를 받는다. 콧속에 공기가 잘 안 통하면 콧물이 썩거나 병균을 키우게 되어 질환이 생기는 것이다. 부모님은 책상에만 앉아 있는 자녀들의 모습에 좀더 관심을 기울여야 한다.

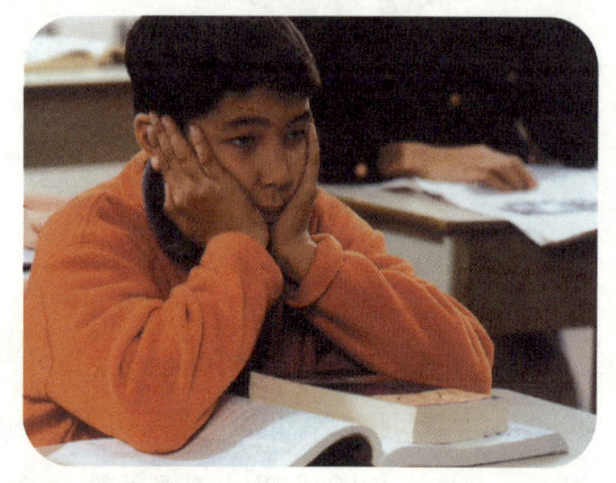

수시로 자녀들이 밖에 나가 맑은 공기를 마시거나 공부방을 잘 환기시키고 건조하지 않게 하고 있는지 살펴보고 도와주는 것이 중요하다.

또한 조기에 발견하여 적절한 치료를 받게 되면 만성 축농증으로 발전하는 것을 막을 수 있고, 빠른 시간 내에 고름 등 분비물을 잘 제거하면 성적이 떨어지는 증상을 쉽게 없앨 수 있다.

9. 코 치료 후 다시 성적 향상

고교 2학년인 N군은 초등학교 이후 줄곧 알레르기 비염이 있어 치료해 왔다. 늘 학교에서 상위성적을 유지해 왔지만 2학년이 되면서부터 학교성적이 떨어져 불만이 많았다. 원인은 코 알레르기 때문이었다.

이 학생은 아침에 일어나서 30분 정도 발작적인 재채기와 수돗물을 틀어놓은 듯한 콧물로 인해 상쾌해야 할 아침이 어수선하고 불쾌하기만 했다.

학교에서도 책상에 앉아 있으면 코가 막혀 공부하는 데 집중

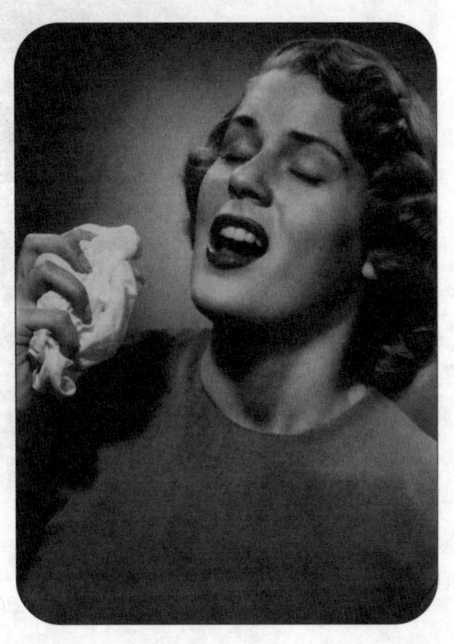

이 안되고 눈이 아프고 머리가 멍하고 아프기 일쑤다.

　이 학생은 소청룡탕을 매일 복용하고 일주일에 2회 정도 레이저 치료와 침 치료를 병행했다.

　그 결과 콧물이 현저하게 줄어들고 하루 20여 차례나 생기는 재채기가 없어졌으며 코가 시원해졌다고 즐거워했다.

　게다가 3개월 치료로 증상이 소실돼 약 복용을 중단했다. 학교성적이 원래대로 향상됨은 물론이었다.

　15세의 P군이 2003년 10월, 재채기, 콧물, 코막힘, 기침을 호소하며 본원을 찾아왔다.

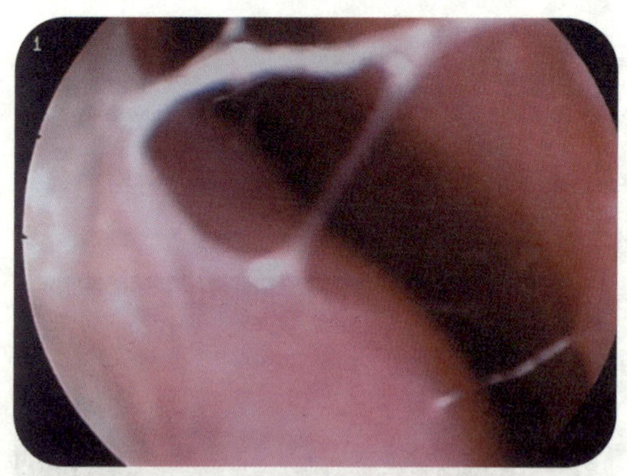

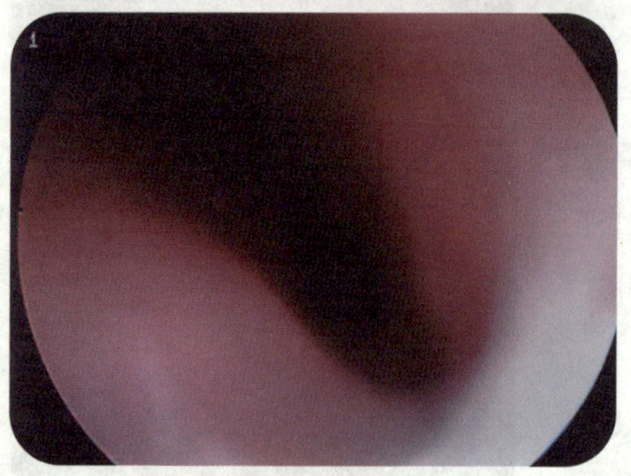

치료 전(위) 치료 후(아래)

　P군은 돌 전에 태열이 있었고 5-7세 때에는 기침, 천식으로, 8세 때부터 알레르기성 비염으로 늘 약을 달고 살았다고 한다.

　본원을 찾았을 당시 P군은 코 점막이 부어있고, 늘 코가 막혀 밤에 코로 숨을 쉬지 못하고 입으로 숨을 쉬는 구강호흡을 하고 있었다.

　또한 심한 코막힘으로 늘 킁킁거렸고 기억력이 약해지고 집중이 잘되지 않아 학교 성적 100명 중 55번 째로 부진하였다.

과외를 하고 오랜 시간 공부를 해도 좀처럼 성적이 오르지 않는다고 하소연하는 P군에게 소청룡탕에 청뇌탕을 넣고 녹용을 첨가하여 6개월간 복용하게 하였다.

6개월 후 비염 증세가 많이 사라지고 학교 성적도 많이 향상되어 이제는 100명 중 8~10등을 유지할 정도라고 한다.

축농증은 학교성적 향상에 있어 최고의 적이다. 자기능력이 100이라 하면 코의 질환이 있는 학생은 70~80% 정도 밖에 능력을 발휘할 수 없게 된다.

그만큼 코의 질환이 있는 학생들은 치료를 서둘러야 한다.

10. 난폭·반항·
소심·
우울증 등
성격 장애

코 알레르기는 코막힘, 재채기, 콧물, 두통이 반복해서 생기는 만성질환이기 때문에 어린이의 고통은 물론 엄마나 아빠에게 정신적, 경제적 부담을 주는 질환이다.

코 알레르기 환자는 여러 차례 증상을 경험하고 또 언제 증상이 악화될지 몰라서 평소 불안한 마음을 가지게 되며 심리적으로 약해져 있고 우울한 경우가 많다. 이런 불안과 두려움은 알레르기성 비염 발작을 유발시키고 알레르기성 비염 발작이 나타나면 불안과 두려움이 더 커지는 악순환을 가져온다.

환자 어린이의 심리상태는 주변 환경 특히 보호자의 태도와 따뜻한 간호에 의해 많이 좌우된다. 아주 예민하고 순진한 환자일수록 보호자와 가족관계에 대해 민감하며, 사소한 일에도 상처받기 쉽고 불안감도 더욱 커져서 코 알레르기 증상을 악화시킬 수 있다.

예를 들면 어떤 초등학교 5학년인 코 알레르기가 있는 아이는 부

모의 잦은 부부싸움으로
항상 불안한 날을 보냈
으며 이로 인해 전보다
훨씬 콧물 발작횟수가
늘어났고 증상 조절이
잘 안되곤 했다. 마침내
이 어린이의 부모는 이
혼하게 되었고 그 아버
지는 다시 새부인과 결

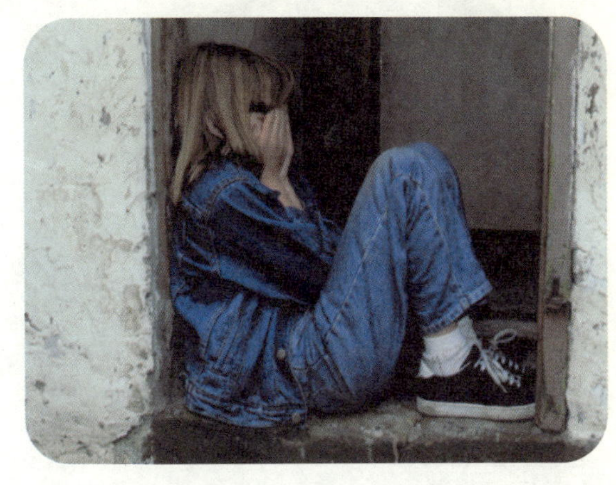

혼을 하여 이 어린이는 아빠와 함께 살았다 한다.

　어린아이는 한 달에 두 번씩 친엄마도 만났는데 하루는 사정이 있어 만나기로 한 시간에 친엄마를 못 만나게 되자 알레르기 발작이 왔고 어떠한 약물 치료에도 불구하고 증상이 계속되었다. 결국 이 어린이는 친엄마를 만나면서 많이 호전이 되었다.

　이런 예에서 보듯이 가족관계의 악화 또는 가정불화는 환자에게 불안감을 증폭시키며 코 알레르기의 경과와 치료에 나쁜 영향을 준다.

　코 알레르기가 있는 어린이는 병원 치료 때문에 학교를 자주 결석하게 되고, 학교 공부 중에도 콧물, 재채기 등 비염 발작을 하게 되니 친구들이 이상하게 생각하기 쉽고, 친구들 사이에서 따돌림을 당하는 경우도 있다. 친구들 사이에서 고집을 피게 되고, 어린이는 코 알레르기에 의한 스트레스뿐만 아니라 친구관계에서 오는 스트레스로 인해 더욱 신경질적이고 반항적, 자기중심적, 내성적 성격이 형성이 된다.

　따라서 코 알레르기가 있는 어린이는 코 알레르기 치료와 더불어 편안함과 나을 수 있다는 용기를 심어 주어야 한다.

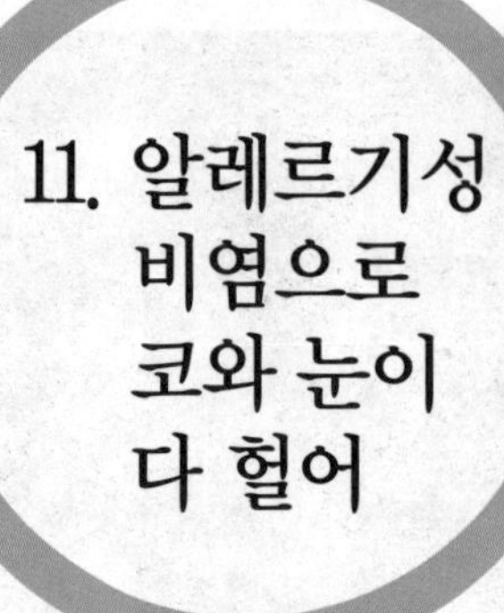

11. 알레르기성 비염으로 코와 눈이 다 헐어

얼마 전 초등학교에 다니는 아들의 손을 잡고 병원을 찾은 30대 주부 L씨.

L씨의 아들은 생후 3~4개월 무렵 심한 태열로 고생했는데, 다섯 살이 되어 병원을 찾았을 때 알레르기성 비염이라는 진단을 받았다.

그 후 한 번도 감기에서 해방돼 본 적이 없었다고 한다. 항상 감기를 달고 사는 데다 한 번 걸렸다 하면 고열이 심해 1년에 서너 번 병원에 입원하는 것이 마치 연례행사와도 같았다. 그 와중에 알레르기성 비염이 온 것이다.

처음에는 아이의 나이가 어리기 때문에 전문적인 치료가 불가능하다고 해서 1년간 증상을 완화시키는 치료만 받아왔다. 하지만 아이의 비염은 점점 심각한 상태로 악화되기 시작했다.

수시로 흘러내리는 콧물을 닦아내느라, 나중에는 코 아래 피부가 헐기까지 해서 고통스러움을 못 견뎌했다. 학교를 다니기도 힘들 정도였는데, 눈 주변이 퍼렇게 되어 언뜻 보면 마치 안경을 쓴 것처럼 보이기까지 했다.

그 정확한 원인을 밝히기 위해 스킨 테스트를 받았다. 약 40가지 종류의 실험이 이루어졌는데, 결국 이 아이의 알레르기성 비염의 직접적 원인은 집먼지 진드기로 밝혀졌다.

두 달 동안 일주일에 한 번씩 주사를 맞고 매일 알약과 코에 약을 흡입하는 등 집중적으로 치료를 받았다. 처음에는 다소 증상이 호전되는 듯 했다. 그러나 얼마 지나지 않아 다시 재발하는 바람에 L씨 모자의 낙담은 이루 말할 수 없었다.

약물치료를 할 때 스테로이드와 항히스타민제를 써서 그런지 생각지 못한 부작용도 겪었다. 아이는 달처럼 얼굴이 동그랗게 되고 어깨 부위까지 둥글게 되어 정신적으로도 심한 콤플렉스와 스트레스를 받았다.

지금까지 해 왔던 것을 단념하고 새로운 치료법으로 전환했다. 치료하면서 부작용도 겪고 재발되기도 했었지만, 포기하지 않고 꾸준히 치료하자 점차 증세가 호전되었다. 아이의 성격도 치료 전과는 달리 많이 밝아졌다.

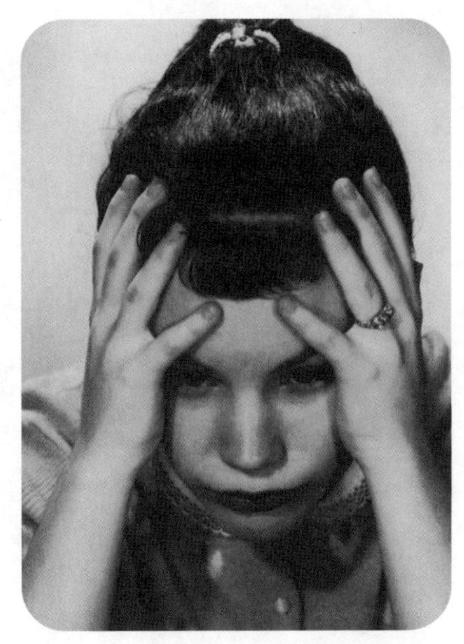

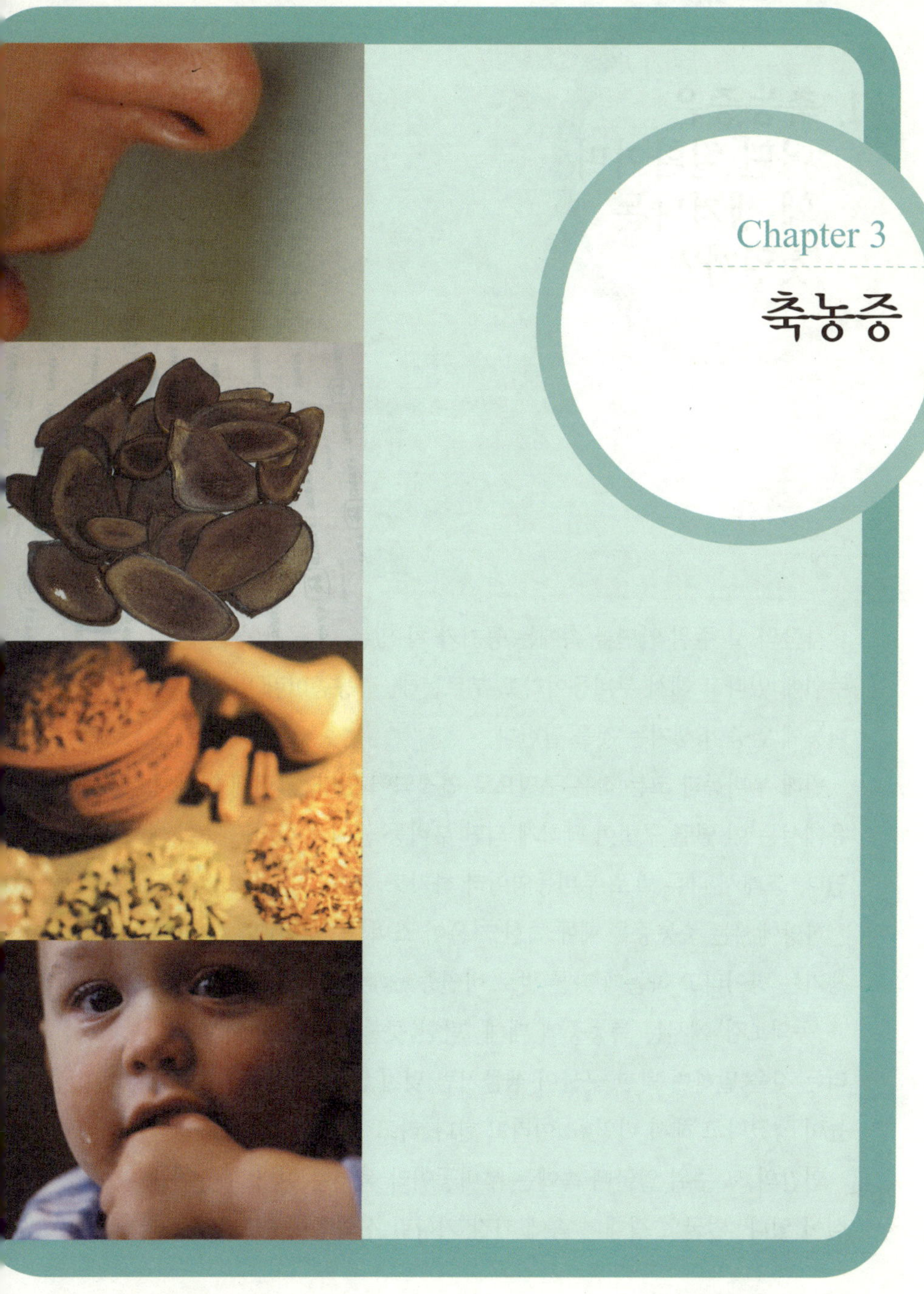

Chapter 3
축농증

1. 축농증은 어떤 질환이며 왜 생겨나는 것일까?

사람의 코 주위 안면골 속에는 공기가 차 있는 빈 공간이 있다. 코 주위에 있다고 해서 부비동이라고 부르는데, 축농증이란 바로 이 부비동에 염증이 생기는 것을 말한다.

원래 부비동과 코는 작은 구멍으로 연결되어 있다. 그런데 어떤 이유에서든 이 연결 구멍이 막히게 되면 부비동 균이 증식되고 농이 쌓인다. 그래서 다른 말로 부비동염이라 하기도 한다.

한방에서는 축농증을 폐에 습한 기운이 스며들어 열이 발생하면서 생기는 병이라고 하는데 다른 말로 비연증鼻淵症이라고도 한다.

'동의보감'에서는 축농증에 대해 "탁한 콧물이 쉴새 없이 흘러내리는 것을 말하며 탁한 콧물이 샘물처럼 멎지 않고 흘러내려 콧속에 늪이 생겼다고 해서 비연鼻淵이라고 한다"라고 쓰여 있다.

인간의 코 주위 얼굴뼈 속에는 부비동이라 불리는 여러 개의 부속실이 있다. 얼굴의 광대뼈 속에 가장 커다란 상악동이 있고, 콧등과

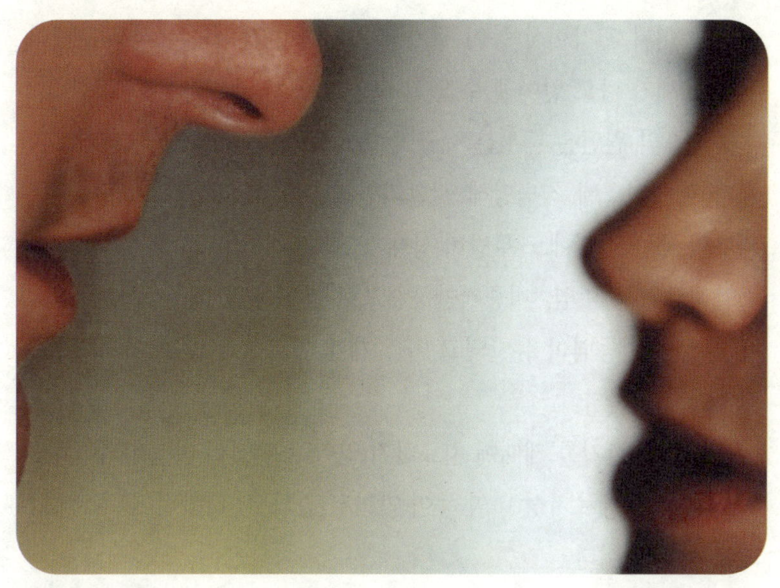

눈 사이에 벌집 모양의 사골동, 앞이마 속에 전두동, 뇌와 인접한 코 제일 뒤쪽의 접형동 등 네 곳의 부비동이 두 개씩 모두 8개가 있다.

이 부비동은 점막으로 덮여 코와 연결되는 통로로 이어져 있고, 속은 공기로 차 있어 분비물을 코 쪽으로 배출시키는 일을 한다.

축농증은 이 부비강 점막에 생긴 염증으로 농이 생겨 콧속으로 흘러나오는 것을 말한다.

축농증이라 하면 콧병이라고만 생각하기 쉽지만 원래는 부비강뿐 아니라 늑막강, 외강 등 체강에 고름이 괴는 증상을 말한다. 그러나 대체로 부비강 점막의 염증 때문에 고름이 생겨 콧 속으로 흘러나온다.

이때 콧물을 말끔히 풀어내지 않으면 부비강에 쌓이게 되고, 여기에 화농균이 번식하면 콧물이 황색이나 녹색으로 변한다. 이쯤되면 냄새도 더 고약해지기 마련이다. 그렇게 되면 코가 막히고 냄새가 나며 두통이나 후각이상 등이 생기고 기억력이 감퇴되는 경우도 있다. 무슨 냄새가 나도 알아챌 수 없고 코와 입에서 악취가 나기도 한다.

축농증의 원인은 대부분 세균 감염으로 비롯된다. 특히 감기로 인체가 바이러스에 침범당해 시달리면서 저항력, 면역력이 떨어지면 외부의 세균 감염에도 무방비 상태가 된다.

알레르기성 비염, 비중격만곡증으로 부비동의 배설 구멍이 막힐 때 급성 부비동염이 유발되고 이를 제때 치료하지 않을 때에도 세균 감염이 일어난다.

축농증은 감기를 제때에 치료하지 않아서 이것이 만성화되어 생기기도 하고 알레르기성 비염 등이 악화된 결과 코 점막이 곪아서 생기기도 하는 것이다.

일반적으로 이 병은 동양인보다 서양인에서 많이 나타나는데 서양인의 코가 동양인의 코보다 크기 때문인 것으로 풀이된다. 이런 체질이나 인종적인 이유가 아니더라도 술과 담배로 축농증이 유발되는 경우도 있다.

또 산업화가 가속화 됨에 따라 대기의 공기가 탁해지고 자동차의 증가로 매연이 심해지는 것도 한 원인이다. 매연에 의한 공기오염으로 인체의 저항력이 떨어지면서 축농증이 생기기도 한다.

2. 축농증의 증상

축농증이 생기면 우선 불편한 일이 한두 가지가 아니다.

코가 막히면 집중력이 저하되고 산만해진다. 머리가 답답하고 도무지 뭔가를 생각하는 일이 원활하지 않다. 머리가 멍해지면서 아프고 눈이 충혈되거나 가래가 끓게 된다. 주로 급성 비염이나 부비동에 염증이 있을 때 나타나는 증상이다.

두통은 코가 막혔을 때 발생하는 가장 대표적인 신호다. 통증은 주로 앞머리 이마 쪽에서부터 시작되어 차츰 머리 전체로 번지며, 나중에는 목덜미로 퍼진다.

만성적인 염증일 때는 두중감, 즉 머리가 무거운 증상이 나타난다. 코가 막히면 집중력도 떨어지고 정신적으로도 불안정한 상태가 된다. 이것을 '비성 주의집중 불능증' 이라고 부르기도 한다. 이 상태가 되면 자연히 학습능률도 떨어진다.

또한 축농증에 걸리면 농이 있는 콧물이 목으로 넘어가므로 위장

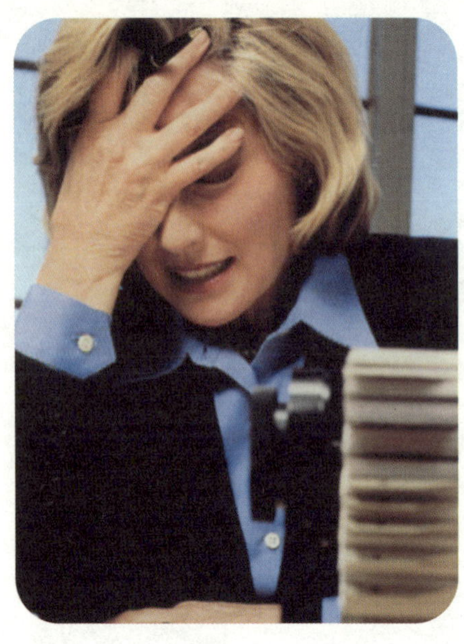

장애를 일으켜 음식을 섭취하는데 지장을 주고 입맛을 떨어뜨려 편식을 하게 된다. 그러므로 결과적으로 성장장애를 초래한다.

그뿐 아니라 호흡기에도 영향을 주어 만성기관지염, 기관지 천식을 일으키는가 하면 중이염을 일으키기도 한다. 또 코가 막혀 입으로 숨을 쉬다 보니 콧속의 농이 입 안에서 썩은 냄새를 풍기고 구강이나 인후 점막에 염증을 일으키기도 한다.

누렇고 끈끈한 콧물이 자주 나오고 이것이 목으로 들어가 악취, 후각장애를 일으키며, 귀가 멍멍해지고 잘 들리지도 않기 때문에 집중력이나 기억력이 감퇴되어 피곤하며 산만해지기 쉽다.

어떤 경우에든 코에 생긴 이상이나 비염은 그대로 방치해 두는 일이 없도록 해야 한다. 급성 축농증이 낫지 않으면 이는 만성 축농증으로 바뀌게 된다. 부비강의 구조상 부비동 내에서 분비물이 배출되지 않고 있으면 반드시 만성화되기 때문이다.

3. 소아 축농증, 어떻게 일어나나?

가끔 진료를 하다 보면 갓 두 돌이 넘은 아기가 심하게 기침을 하며 엄마에게 안겨서 오는 경우를 보게 된다. 이상하게도 감기가 왜 이리 오래가냐며 그 엄마의 근심은 이만저만이 아니다. 연신 흘러나오는 아이의 누런 코를 닦아내는 부모의 마음이란 당연히 불안하고 걱정스러울 수밖에 없을 것이다.

10일 이상 기침이 계속되는 등 감기와도 흡사한 이러한 증세가 오랫동안 낫지 않을 때 가장 먼저 축농증을 의심해 봐야 한다.

급성 축농증에 걸리면 누런 코가 나오고 밤낮으로 심한 기침을 해댄다. 특히 아침에는 더 심해져 가래가 끓거나 구역질을 하기도 한다.

만성 축농증이 되면 누런 콧물이 나오고 코가 목 뒤로 넘어가 기관지에 염증을 일으키게 되며, 만성 기관지염이나 기관지 확장증의 원인이 되기도 하므로 아주 조심해야 한다.

급성 축농증을 방치하면 다른 질환과 마찬가지로 만성으로 이어진다. 만성이 되면 누런 고름 형태의 화농성 콧물을 동반한다. 한방에서는 축농증을 폐나 쓸개에 바람이나 한기, 습기가 스며들어 열이 생기면서 나는 병으로 본다.

어린이들에게 일어나는 급성 축농증은 코막힘, 콧물과 함께 냄새를 잘 맡지 못하는 증세를 보인다. 또한 염증이 있는 부비동 부위나 양쪽 뺨 광대뼈를 누를 때 통증을 느끼며, 두통이나 미열, 권태감 등의 증상을 동반한다.

만성 축농증은 유소아의 경우 코막힘, 누런 콧물, 만성 기침 등이 주요 증상으로 나타난다. 취학기 이상의 어린이는 목으로 넘어가는 콧물 증상이나 목이 아픈 것을 주로 호소한다. 이것이 더 진행되면 두통과 함께 후각이 둔감해지는 변화가 나타나고 집중력이 떨어지는가 하면 비용, 즉 콧속에 물혹이 생기기도 한다. 편도 및 아데노이드 염증이나 중이염, 기관지염으로 이어지는 경우도 적지 않다.

이것은 감기 합병증으로 발병하는 것이며, 만성 기관지염이나 기관지 확장증의 원인이 되기도 한다.

소아의 축농증의 주요 원인은 감기이다. 감기로 인해 비염 상태에서 부비동으로 염증이 쉽게 확산되는 것이다. 만 3세 정도의 유소아에게서 빈도가 가장 높은 것도 이 때문이다.

알레르기성 비염이나 기관지 천식 등 알레르기 계통의 호흡기 질환을 가진 어린이도 만성 재발성 부비동염을 앓게 될 확률이 높다. 비용, 아데노이드 비대와 같이 코가 원래 막히는 질환이 있는 경우나 면역 계통의 질병, 선천적 섬모 기능 저하가 있어도 부비동염에 잘 걸린다.

급성 축농증이 확실하게 치료되지 않은 상태이거나 급성 염증이 3개월 동안 반복되면 만성 축농증이 생기기 쉽다. 여러 아이들이 함께 어울리며 호흡하는 유아원 등에서는 면역력이 미성숙한 유소아들끼리 서로 감기를 옮기는 예가 많다. 그렇게 옮기 감기가 나았다가 다시 앓는 과정을 거듭하다 보면 어느 새 축농증이 만성화되는 것이다.

따라서 감기 증세가 나타나는 즉시 주의 깊게 아이들을 살펴보고 적절한 치료와 관리를 받게 해야 한다.

4. 소아 축농증 검사와 치료법

부모는 어린 자녀가 기침과 콧물을 흘리면 감기가 아니라 행여 축농증은 아닌지 의사를 찾아가 미리 세심하게 검사하고 상담해 봐야 한다. 단순한 감기인지 아니면 축농증인지를 진단하는 근거는 그 어린이의 병력과 증상에 있다.

이를 위한 진단방법으로는 코 엑스레이라 불리는 부비동 단순 촬영법을 들 수 있는데, 이에 비해 컴퓨터 단층촬영CT은 좀더 정확한 진단에 도움을 줄 수 있다. 하지만 소아의 경우 수술이 불가피한 상황이거나 혹과 같은 구조적 이상이 강하게 의심될 경우에만 선택적으로 사용한다.

다행스러운 것은 소아 축농증을 치료할 때 굳이 수술을 받지 않고 약물치료 등을 통해서도 나을 수 있다는 사실이다.

치료는 원칙적으로 부비동의 환기 배설을 유지하는 것으로 이루어지고, 소아의 경우 성인에 비해 비강과 부비동의 통로가 상대적으로 넓어 환기 배설 기능이 보다 빨리 쉽게 회복될 수 있다. 그만큼 치료에 유리한 조건이다.

약물치료는 항생제를 중심으로 이루어지고, 급성 환자인 경우 10~14일, 만성인 경우 3~4주 정도만 치료를 받아도 대부분 증상이 호전되거나 완전히 없어진다. 그러나 어떤 경우든 의사의 정확한 판정 없이 환자나 가족 스스로 속단하는 것은 금물이다.

항생제 치료로 금방 상태가 좋아지더라도 완치된 상태가 아니면 또 다시 수일 내에 재발하는 경우가 있다. 따라서 충분한 기간에 걸쳐 꾸준히 치료를 받는 것이 무엇보다 중요하다.

때로는 약물치료를 하고 있는데도 상태가 좋아지지 않을 때가 있다. 이것은 내성균의 감염일 수 있으므로 다른 종류의 약으로 바꿔줘야 한다.

체질을 개선하고 반복적인 염증을 근원적으로 제거하려면 기를 보호해 주는 '보중익기탕' 등의 약물을 2~3개월 복용해야 한다.

또는 잦은 감기가 원인이면 폐의 기운을 강화하면서 체력을 보강하는 약물을 투여한다. 특히 만성화된 경우에는 기운을 돋우는 약물을 처방한다.

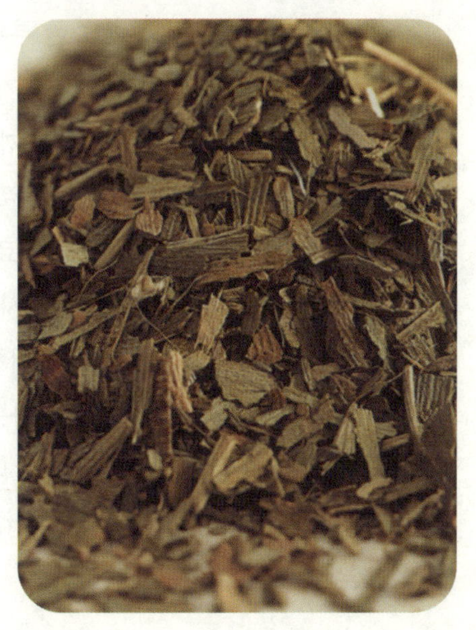

침치료는 안면과 코 주위의 경혈을 공략하는 방법과 전신의 경혈에 침을 놓아 몸의 정기를 강화하는 방법을 함께 사용한다.

급성은 대개 4주 정도의 치료

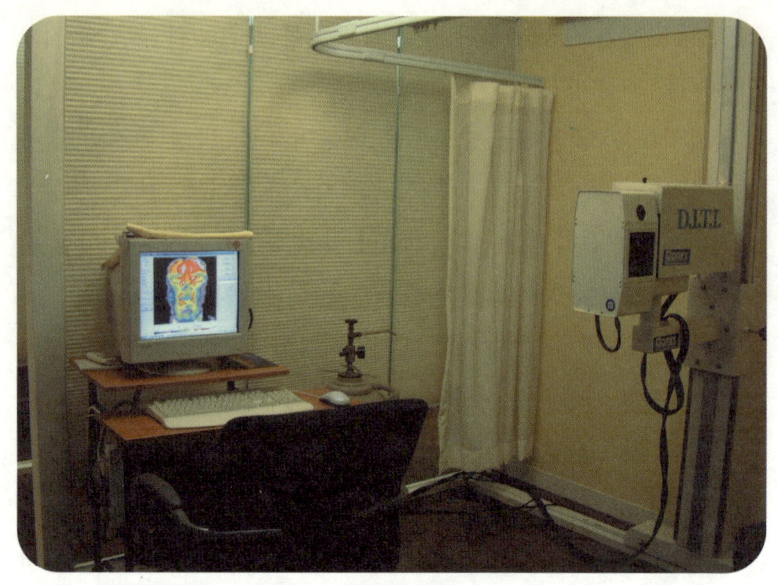

로 콧속의 염증을 제거할 수 있다. 만성은 치료가 길어지며 환자의 체질과 증상에 따라 다르지만 수년간 치료하는 경우도 있다.

또 염증이 부비동 어느 한 부위에 국한된 것은 치료 효과가 좋지만 양쪽에 발생하면 치료 후 경과가 좋지 않다.

특히 알레르기성 비염이 함께 나타난 경우에는 치료가 더욱 길어질 수도 있다. 이때는 한방 치료와 함께 최근 널리 행해지고 있는 레이져 치료를 병행하면 좋은 치료 효과를 거둘 수 있다.

한편 식염수를 코로 들이마시는 세척 요법 등 자가 치료법도 있는데, 연령이 아주 낮은 어린이에게는 행하기 어렵다. 꾸준히 지속적으로 하지 않을 경우 그다지 효과를 기대하기 어려운 치료법이다.

오랫동안 약물치료를 받았는데도 근치되지 않을 때는 내시경을 이용한 부비동 수술을 생각해볼 수도 있다. 그렇지만 일반적으로 곧바로 수술을 하지 않는다.

　수술을 받으려면 최소한 환자의 나이가 만 9세 이상은 되어야 하고, 이들도 투약 및 보존적 치료를 최대한 시행한 뒤 그래도 반응이 없을 경우 차선책으로 수술을 받는다.

　따라서 갓난아기나 지나치게 어린 아이는 적정 연령이 될 때 까지 기다려야 한다. 부비동 자체를 건드리는 수술을 받기에 위험 부담이 크기 때문이다. 또한 지금 당장 낫지 않는 증세라도 서서히 성장해 나가면서 면역력이 강화되어 축농증이 낫는 경우도 있기 때문이다.

　질병 초기에 명확히 환자의 상황을 판단하고 치료를 시작한 경우라면, 주어진 치료에 최선을 다하며 병세를 지켜보는 것이 최선이다.

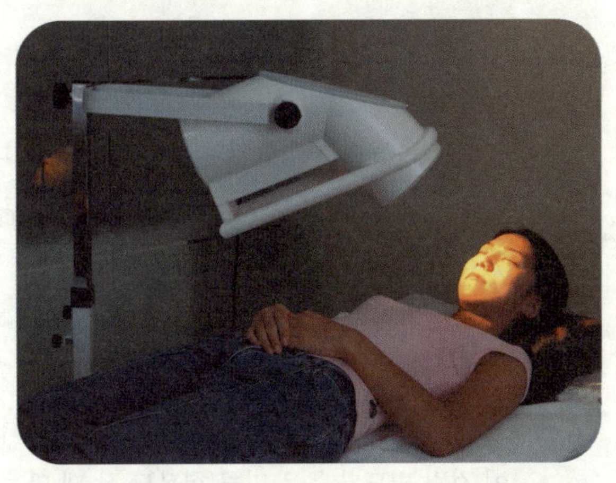

5. 소아 축농증의 특징과 주의할 점

    소아 축농증은 성인의 경우와 조금 다르다. 어린이들의 코기관은 발육 중에 있어 콧속과 부비동이 한 가지 구조물로 위치하는 특징이 있기 때문이다. 따라서 한번 감기에 걸리면 코의 염증이 쉽게 부비동으로 옮겨가 축농증이 생기게 된다.

    또한 면역체계가 아직 미숙해 감기 앓는 횟수가 평균 8회를 상회, 축농증에 걸릴 가능성도 비례적으로 상승하게 된다. 하지만 축농증에 걸릴 빈도가 높은 만큼 회복도 잘 돼 만성 부비동염보다는 재발성 부비동염 형태가 많다는 것도 특징이다.

    소아 축농증의 원인은 코감기에 의해 2차적인 염증이 발생한 경우가 대부분이다. 다음으로 알레르기 비염도 흔하며 만성 비후성 비염, 폴립(물혹), 비중격만곡, 편도선, 아데노이드 비대 등이 원인이 되는 경우도 적지 않다. 또 면역기능 장애나 급성 축농증에 걸렸을 때 적절한 치료가 이뤄지지 않은 경우에도 발생할 수 있다.

소아 축농증에 있어 가장 큰 문제점은 증상이나 질병 형태가 매우 다양하게 나타난다는 점이다. 또 환자가 자신의 증상을 스스로 설명할 능력이 없어 대개의 경우 환자 부모의 진술에 의존하게 되는데, 이럴 때 부모 눈에 비친 증상은 실제 증상과 다소 다르게 표현되어 오히려 정확한 진단에 혼란을 주기도 한다.

축농증이 진행된 경우에도 부비동 속에 고여 있는 고름이 콧속을 통해 밖으로 배출될 수만 있다면 회복속도는 훨씬 빨라진다.

그러나 대개 축농증 환자의 경우 콧속에도 염증이 생기게 돼 점막이 부어오르면서 부비동과 연결되는 입구가 막혀 버린다.

따라서 고름의 배출이 어렵게 되고 고름을 배출시키는 점막의 섬모작용도 힘을 잃게 되는 내부적 악순환이 되풀이된다.

소아 축농증 환자를 치료할 때는 일반적으로 적용되는 몇 가지 원칙이 있다.

첫째, 만성 축농증으로 진단된 경우 4주 이상 충분한 시간을 두고 치료해 준다.

둘째, 알레르기, 아데노이드 비대증, 비강내 구조적 이상 등이 나타난 경우 그 원인을 찾아 제거해 준다.

셋째, 축농증으로 의심되는 증상이 사라지고 부비동의 점막이 건강한 것으로 판단되면 그때 치료를 중단한다.

넷째, 소아들의 축농증은 쉽게 재발하는 경향이 있으므로 치료 후에도 다시 감기에 걸리지 않도록 항상 주의한다.

다섯째, 코를 세게 풀지 말고 가능한 부드럽게 푸는 연습을 시키고, 코로 숨쉬도록 유도한다.

6. 밤에
더 심한
소아 축농증

　어느 날 아침인가 첫 환자를 맞아 진료하던 중에 갑자기 자지러지는 어린이의 울음소리가 진료실까지 들려왔다.

　마침 환자들이 많이 몰려들 시간이 아니라 잠시 나가 보니 한 젊은 주부가 연신 우는 4살 짜리 딸 아이를 업고 쩔쩔매며 달래는 것이 보였다. 좀처럼 울음을 그치지 않은 채 등에 업힌 아이를 보니 왜 그렇게 우는지 이유를 금세 알 수 있었다.

　아이의 코 밑 연한 살갗이 온통 발갛게 헐어 있었고, 그 위로 연신 콧물이 흘러 많이 쓰라릴 것이라는 생각이 들었다. 어른들도 고통스러운 법인데 아직 병에 대한 저항력이나 인내심이 부족한 어린이들로서는 코가 막히고 끝없이 콧물이 흐르는 축농증의 고통은 견디기 어려울 것이다.

　일반적으로 코가 막히고 누런 콧물이 나오면서 목으로 넘어가면 축농증일 가능성이 높다. 특히 기침은 만성 축농증 환자에게 흔하고 낮보다는 밤에 더 심하게 나타나 숙면에 방해가 되기도 한다. 때에 따라선 아침에 일어난 후 증상이 심해져 구역질을 하는 경우도 있다.

한 할머니가 칭얼되는 6세 남자아이를 데리고 진료실로 들어섰다. 자신의 손주인데 도무지 감기가 떨어지지 않는다며 좀 봐달라는 것이었다. 증상을 보니 오래 전부터 낮에는 괜찮다가도 밤만 되면 심하게 코를 훌쩍거리고 답답하다며 보챈다는 것이다. 새벽쯤에도 내내 콧물이 뒤로 넘어 갔는지 코를 심하게 골고 자주 깨서 운다고 한다. 보다 못해 동네 이비인후과에 갔더니 목감기와 코 감기가 겹쳤다며 약을 지어주더라고 했다. 그런데 그 약을 먹어도 계속 낫지 않고 같은 증상만 반복되고 있다며, 무슨 감기가 이렇게 지독하냐고 혀를 찼다.

진단 결과 만성 축농증이었다. 만성이 되면 지속적으로 코가 막히고 누런 콧물이 흐르는 증상이 나타난다. 코 뒤에서 목으로 콧물이 넘어가고 코피도 자주 나게 된다. 또 후각 및 집중력이 감퇴되고 두통을 호소하게 된다.

정상인도 코 분비물이 목 뒤로 조금씩 넘어가는데 문제가 생겨 분비물의 양이 많아지거나 콧물이 끈끈해지면 코 뒤에서 콧물이 나오는 것처럼 느껴질 수 있다. 이것이 코 가래로 만성적인 기침이나 아침에 구역질을 하게 되는 원인이다.

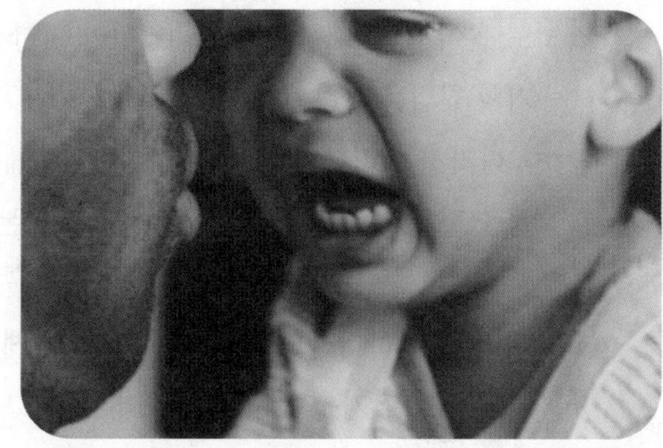

7. 만성적 감기는 축농증의 원인

어른도 마찬가지지만 특히 감기에 잘 걸리는 아이들이 따로 있다. 외부 날씨나 온도, 환경 등에 잘 적응하지 못해 날씨가 조금만 변해도 금방 감기에 걸린다. 병원을 찾아오는 어떤 엄마는 자신의 아이 때문에 1년 열두 달 병원약이 끊이지 않는다고 호소하는 예도 있다.

이러한 만성적인 감기는 곧잘 축농증으로 발전하기도 하고, 특히 어린이의 코 점막은 어른보다도 외부 세균에 잘 감염된다. 그 중에서도 몸이 약해 저항력이나 면역성이 약한 어린이라면 상습적으로 감기의 침범을 당하기 예사다.

따라서 이러한 감기 체질의 어린이에게는 체력을 증진시키고 면역성을 길러주는 것이 가장 중요하고도 근본적인 치료법이다.

호흡기를 충실히 보하면 감기나 기침을 예방할 수 있고, 설령 감기에 걸렸다 하더라도 금방 회복할 수 있게 해준다. 그러나 제때 치료하지 않고 감기를 방치한 채 오래 두면 그것이 원인이 되어 알레르기 비염으로 번졌다가 결국 축농증에까지 이를 수 있다.

그 비율도 적잖이 높다. 어린이 알레르기 비염 80% 이상이 코 알레르기가 만성이 되어 축농증으로 발전한 것이다. 처음에는 맑은 콧물이 나오다가 급기야는 누런 콧물과 코막힘, 또는 콧물이 목으로 넘어가는 후비루 증상까지 겹치게 되며, 이 단계에 이르면 치료는 점점 더디어진다.

어린이의 경우 일반적으로 감기 후유증으로 비염이나 축농증이 생기며, 특히 알레르기성 비염 체질인 어린이에게서 축농증이 많이 발생하는 것으로 알려져 있다. 축농증은 코의 구조적인 이상이 없는한 한 달 정도 약물 치료를 하면 대부분 증세가 완화된다.

먼저 코막힘 증세가 누그러져 시원하게 뚫리는 걸 느끼게 되고, 두통도 사라지고 콧물이 목으로 넘어가는 일도 줄어든다. 그러나 약물 치료 후 증상이 사라졌다가도 또 다시 감기에 걸리면 다시 재발하는 경우가 많기 때문에 방심해서는 안된다.

감기가 자주 걸리는 상태에서 그대로 감기쯤이야 하고 내버려두면 감기가 급성 비염이 되고 급성 비염이 악화되면 만성 비염으로 발전하고 만성 비염은 다시 축농증으로 되어 버린다.

만성 축농증으로 발전되면 치료하기가 더욱 어려워지므로 어린이들은 특히 감기에 조심해야 하고 조기에 치료를 해야 한다.

8. 기침
쉽게 생각하면
안된다

아이들의 몸에서 보내오는 건강 이상의 첫 신호는 기침이다. 물론 기침 자체가 병은 아니다. 기침은 단지 폐나 기관지의 세균, 분비물, 먼지 등 이물질을 몸 밖으로 토해내는 호흡기의 방어작용이다.

즉 호흡기에 이상이 생겼음을 나타내는 '신호탄' 인 것이다. 이때부터 특히 아이들을 눈여겨 봐야 한다.

그런데 기침이 잦은 아이를 둔 부모들 대부분이 '감기를 달고 산다' 고만 생각할 뿐 별 대수롭지 않게 생각하는 경우가 많다. 감기약을 지어다 먹이는 것으로 대충 마음을 놓아 버리기 십상이다.

물론 기침은 감기의 한 증상임에 틀림없다. 그러나 단기간에 끝나는 게 특징이다. 2~3주 이상 끌게 되면 그것은 만성 기침으로써, 단순한 감기가 아닌 다른 질병을 의심해 봐야 한다.

두 살 이하의 아이가 기침을 계속하면 기관지나 기도 주위 혈관에 선천적인 기형이 있거나, 모세기관지염인 경우가 많다. 여섯 살 이하

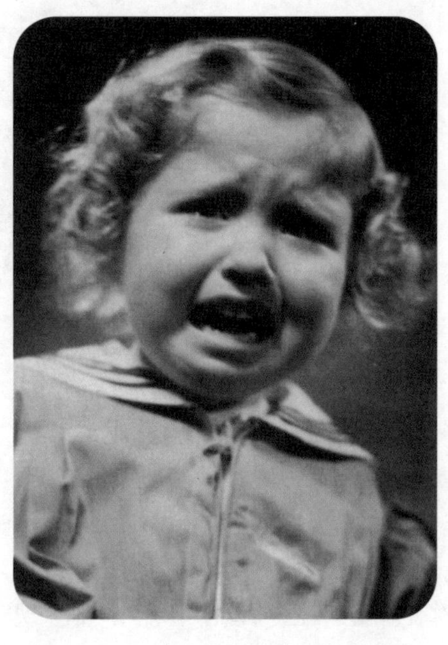

어린이의 만성 기침은 기도에 이물질이 들어갔거나 세균에 의한 호흡기 감염, 축농증, 기관지 천식 등이 원인일 수 있다.

따라서 아이가 기침을 하면 당장에 기침을 멈추는 약부터 먹일 것이 아니라, 몸 안에 병균이 들어왔다는 신호로 인식하고 그 양상을 자세히 살피는 것이 무엇보다 중요하다.

즉 기침 소리는 어떤지, 그 정도는 어느 정도인지, 얼마나 오랫동안 계속되는지, 언제 주로 하는지 등을 살펴야 한다.

따라서 일반인들이 보기에 감기이든 축농증이 의심되는 상태이든, 반드시 병원을 찾아 전문의로부터 정확한 진단을 받는 것이 가장 중요하다.

특히 일반적인 감기 치료에 걸리는 시간보다 오랜 시간을 끌고도 낫지 않는 증상이라면 더 늦기 전에 즉각 의사를 찾아가 상담, 진료를 받는 것이 필요하다.

기침을 할 때

■ 배꿀찜

가래가 나오면서 기침을 할 때는 배꿀찜이 좋다. 배는 옛날부터 감기나 편도선염에 의한 갈증이나 통증을 진정시키는데 이용되어 왔다.

배에 꿀을 채워서 찌거나 프라이팬에 구워서 먹는다.

강판에 곱게 간 배즙도 기침 예방이나 가래를 없애는 데 도움이 된다.

■ 호박씨 조린 물

호박은 열을 내려주고 설사를 멎게 해 주며 모유를 잘 나오게 하는 등의 약효를 비롯해서 체내에 남아 있는 수분을 제거하는 이뇨작용도 뛰어나다. 그 중에서도 씨 부분은 백일해의 묘약으로 이용되고 있다.

목이 아플 때는 말린 호박씨에 얼음 설탕을 넣고 조려서 마시면 통증이 가라 앉는다. 호박 1개 분량의 씨를 모아서 햇

볕에 바싹 말려 두었다가 말린 씨와 얼음 설탕 한 줌을 적당
량의 물로 조려서 마신다.

■ 모과 설탕조림

모과는 예로부터 만성화된 기침에 효험이 있다고 전해지
고 있다. 모과에 설탕을 넣고 재어 두었다가 조린다.

■ 무엿

기침과 목이 아플 때는 무엿이 좋다. 우선 무를 깨끗이 씻
은 다음 껍질채 1cm정도 크기로 깍둑썰기를 한다. 이것을
병에 넣고 조청을 찰랑찰랑하게 붓는다. 이렇게 해서 한나절
가량을 두면 무가 오므라들고 조청이 끈기가 없어지면서 투
명한 농축액이 된다.

이 농축액을 하루에 두 숟가락씩 두세 번 먹으면 초기 기
침에 효과가 있다.

■ 연근 생강차

생강은 호흡기의 기능을 향상시키고 기침을 잠재우는 효
과가 있다. 대접에 연근 간 것과 생강즙을 넣고 뜨거운 물을
부어 식기 전에 마시면 된다.

※ 기침이 날 때는 찬 바람을 직접 마시는 일이 없도록 마스크를 착
   용하는 것이 좋다. 그리고 실내 공기가 건조하면 기관지의 자극이
   심하고 먼지가 일어나기 쉬우므로 항상 적당한 습도를 유지해 주
   어야 한다.

9. 한방에서 쓰는 감기 치료법

우리나라처럼 감기 환자들이 많은 나라도 드물다. 또한 맞든 틀리든 우리나라 감기 환자들처럼 감기에 대한 '자가처방'이 흔한 국민도 드물 것이다. TV나 잡지 매스미디어에 등장하는 약 광고의 주종을 이루는 것이 감기약이다.

그러나 무턱대고 약 광고만 믿고 감기약을 사 먹거나 함부로 약을 쓰면 오히려 역효과를 보기 십상이다. 감기는 고치더라도 감기보다 더 심각한 질병을 얻을 수도 있기 때문이다.

중학생인 어떤 아이는 의료기관에 갈 시간이 없다는 이유로 감기에 걸릴 때마다 집 근처 약국에서 소위 종합감기약을 습관처럼 복용해 왔다. 처음엔 웬만한 약으로도 감기가 떨어졌지만 나중엔 아무리 효과가 좋다는 신약이라 하더라도 그에겐 별로 신통치 않았다. 게다가 최근엔 공부에 시달려 식사조차 거르기 일쑤였던 그는 몸살감기를 앓게 되면서 또 다시 종합감기약을 먹기 시작했는데 약 2주째 접어들던 어느 날 갑자기 위에 극심한 통증을 느끼면서 결국 한의원을 찾게 됐다.

이 학생의 사례는 사실 특별한 케이스도 아니다. 감기 때마다 병원을 찾기 보다는 약국에서 감기약을 사 먹는 것으로 임시 처방을 해오던 이들 가운데는 이같은 과정을 거쳐 위장장애를 겪는 환자들이 심심찮게 나타난다.

특히 감기 환자 중에서도 소아나 노약자, 체질이 약한 사람들은 약을 복용하는 일에 더욱 조심해야 한다. 노약자는 사소해 보이는 감기에 의해서도 폐렴 등 합병증으로 목숨을 잃을 수도 있고, 허약한 체질의 감기 환자인 경우 해열제, 항생제만 투여하면 오히려 더 심해지고 소화기 장애까지 초래할 수 있다.

한방의 시각에서는 양방에서 흔히 처방하는 해열제나 진통제, 항생제는 증상을 가라앉히는 요법에 불과할 뿐 근본 치료와는 무관하다고 본다. 한방에서는 자연약재를 통해 근본적인 몸의 저항력을 높여줌으로써 스스로 감기를 이기게 한다. 실질적으로 항생제나 스테로이드 제제의 부작용에 대한 빈번한 사례를 통해 갈수록 한방요법을 찾는 환자들이 늘고 있는 추세다.

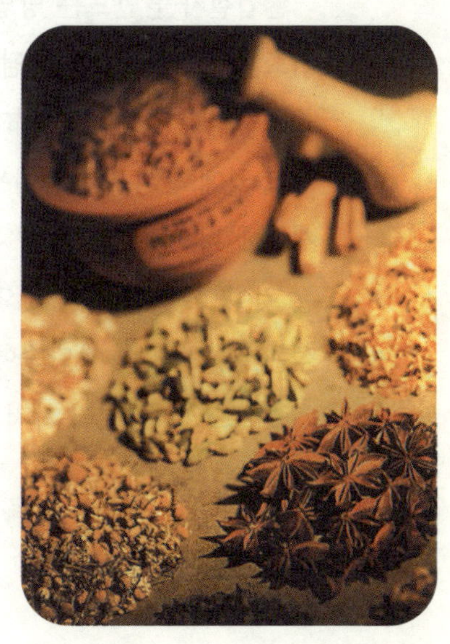

한방에서 쓰는 감기 치료법은 증상에 따라 각기 달라진다. 소화장애를 겪는 감기 환자에겐 곽향정기산, 오한과 발열이 번갈아 나타나는 경우엔 소시호탕, 비염이나 축농증이 동반된 경우엔 갈근탕을 처방한다.

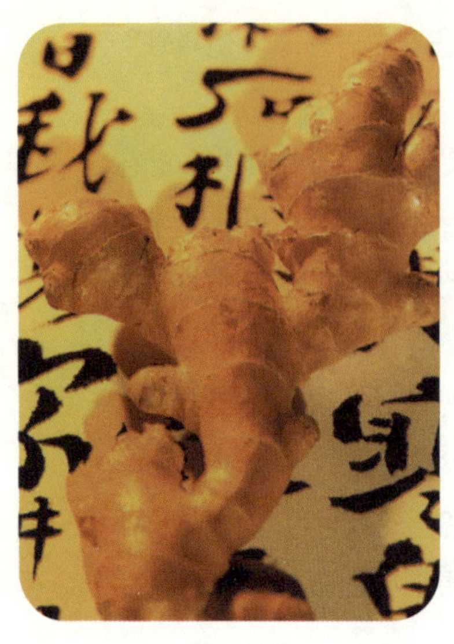

　더불어 휴식을 취하는 가운데 땀을 흘리는 발한법을 병행하면 몸 안의 나쁜 기운이 배출돼 치료 효과도 배가된다.

　치료에 걸리는 기간은 대략 3일 정도며 웬만한 감기는 낫는다. 소아환자의 경우 맥문동탕이나 호흡기를 보하는 약이 적절하다.

　감기에 대한 민간요법으로는 파된장국과 귤껍질차를 권할만하다. 파된장국은 물에 잘게 썬 파와 된장을 풀어 넣고 끓이는데 이것을 뜨거운 상태에서 단숨에 마신다. 그리고 몸을 따뜻하게 하여 푹 잔다. 파는 발한 작용을 하기 때문에 자는 동안에 땀을 흘리게 되므로 이 정도로 가벼운 감기는 물러간다.

　귤껍질차를 만드는 방법은 귤껍질을 깨끗이 씻은 다음 적당한 크기로 찢어 냄비에 물을 담고 끓인다. 이것이 3분의 2정도 될 때까지 졸여지면 취향에 따라 먹기 좋게 꿀을 타 마시면 된다.

　그 외에도 생강차를 이용한 민간 요법은 비교적 많이 알려져 있다. 시중에 나와있는 생강차 분말보다는 직접 강판에 생강을 갈아 만드는 것이 효과가 높다. 갓 갈아낸 생강을 꿀과 함께 뜨거운 물에 타서 섞은 뒤, 뜨거울 때 단숨에 마신다. 생강에는 발한 작용뿐 아니라 감기 치료에 좋은 여러 가지 약효가 더 들어 있다.

감기와 알레르기성 비염, 축농증의 차이

■ 감기

- 콧물이 나거나 코가 막히고 열이 나면서 서서히 발생한다.
- 재채기는 없거나 가볍다.
- 코의 분비물은 끈끈하며 점점 증가한다. 처음에는 무색이나 곧 희뿌옇거나 노르스름해진다.
- 눈에 자극을 주며 처음에는 심하다가 점차 없어진다.
- 전염이 된다.

■ 알레르기성 비염

- 갑자기 발생한다.
- 재채기를 많이 한다.
- 코의 분비물은 처음에는 묽고 양이 많으며 대개 무색이다.
- 눈이 가렵고 눈물, 결막염 등의 증상이 나타나기도 한다.
- 전염이 되지 않는다.

■ 축농증

- 코가 잘 막힌다.
- 머리가 아프고 기억력이 떨어진다.
- 코가 목으로 넘어가고 기침을 한다.
- 냄새를 잘 맡지 못하고 입에서 구취가 난다.

10. 재발하는 만성 축농증 한방으로 잡는다

초등학교 4학년인 Y군은 얼마 전까지도 인근 이비인후과의 단골 환자였다. 병명은 축농증. 한번 다닐 때 마다 그땐 다 나은 듯 하다가도 얼마 후엔 또 재발, 점차 짜증까지 내게 되면서 온 가족이 스트레스를 받고 있었다.

걸핏하면 콧물이 흐르고 코가 막히는 것 때문에 어느 사이 남 앞에 서는데 자신감을 잃기 시작했다. 활발하던 성격도 점차 내성적으로 변했고 성적도 떨어졌다.

인근 이비인후과도 나름대로 유명한 병원이었지만 계속되는 재발에 결국 한방병원인 본원을 찾은 것이다.

실제로 재발이 잦은 어린이의 만성 축농증에는 한방만큼 안전한 근원 치료법도 없다. 이런 경우엔 선방패독탕(종기치료제인 선방활명음과 감기치료제인 패독산)을 기본처방으로 한다.

그리고 환자의 증상이나 체질에 맞춰 몇 가지 다른 보조 처방을 함께 쓰기도 한다. 증상의 진행 상태를 지켜 보며 좀 호전되는 상태에서는 면역기능을 높이는 보폐양혈탕, 소아보혈탕, 육미지황탕, 가미탕 등을 이용한다.

실제로 Y군에 대해 이같은 방법으로 투약한 뒤 X선 검사를 한 결과 증세가 눈에 띄게 좋아진 것으로 나타났다.

Y군처럼 재발하는 어린이 만성 축농증을 치료하는데 소요되는 시간은 평균 3개월 정도

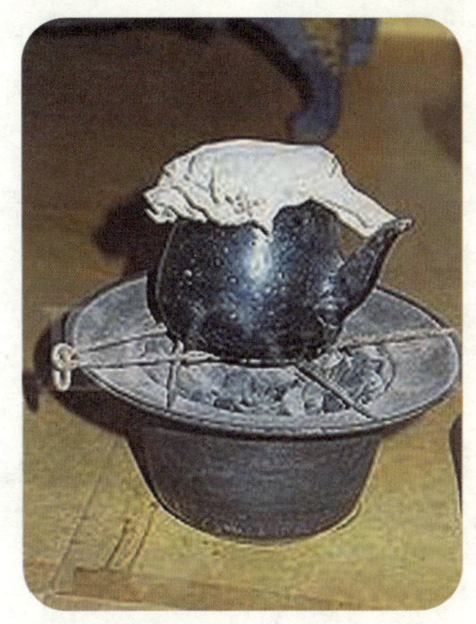

다. 상황에 따라 짧게는 3주, 길게는 8개월 정도면 깨끗이 치료된다.

같은 만성 축농증이면서도 양방과 한방의 치료는 다르다.

양방에서는 항생제 투약과 같은 약물요법과 부비동 세척, 혹은 레이져로 점막의 병소를 제거하는 등의 수술법이 쓰인다. 그러나 어린이의 경우 수술을 한 뒤에도 감기에 걸리면 쉽게 재발하는 것이 두드러진 단점이다.

어린이들은 성인들과 달리 세균에 대한 저항력이 약하므로 비강, 부비강, 상기도 점막에 세균이 침투하면 주변의 다른 장기로 염증이 퍼질 우려도 많다. 또 증상이 금세 악화되기도 쉽다.

양약은 항생제나 소염제, 항히스타민제, 항알레르기제, 스테로이드 등의 약물을 쓰게 되는데 이러한 약물은 급성 감기나 급성 축농증, 중이염, 편도선염 등 급한 치료를 요하는 질환에 1~2주 정도 쓰고 증상이 사라지면 투약을 중지하는 것이 좋다.

그러므로 만성이 된 비염이나 축농증은 한방약을 복용하는 것이 바람직하다. 왜냐하면 한약은 치료제+보약+면역약이 복합 처방되기 때문이다.

양약과 달리 한약은 몇 달씩 복용해도 간이나 위 등 몸에 무리가 되지 않고 면역을 키워주는 작용이 있어 좋다.

치료는 한약을 복용하면서 레이저치료, 아로마테라피, 바이콤 파장치료와 소아들은 침 대신 무섭지 않은 레이저침으로 치료를 한다.

기간은 보통 3개월에서 6개월 정도 복용하고 증상이 없더라도 3개월 정도는 더 복용해야 재발을 막을 수 있다.

11. 소아 축농증에 좋은 녹용

녹용은 어린이 코 점막의 면역기능을 향상시켜 주는 것으로 나타났다. 코 알레르기가 있는 어린이는 몸의 면역력이나 외부 환경의 저항력이 약해져 콧물, 코막힘 등이 생기는데 녹용이 이 면역이나 저항력을 키워 주는데 지대한 작용을 한다.

녹용은 코 점막을 튼튼하게 해 주는 효과가 탁월함으로 소청룡탕에 녹용을 배합한다.

아이들에게 녹용이나 그 배합처방 (청뇌탕이나 귀비탕)을 복용시켰을 때 현저하게 학습열이 높아지고 기억력이 향상되면서 학업 성적이 상승되기도 한다.

녹용은 어린이 천식의 주 증상인 기침을 없애주는 좋은 보약이 된다. 녹용은 폐를 보하고 기관지를 보하는 한편 기침 증상을 강력하게 치료하는 데 기여한다.

어린이의 기침과 쌕쌕하는 천명 증상, 숨찬 증상 등 밤에 잠 못 자는 괴로움에서 해방되게 해주는 데 탁월한 효과가 있다.

마황, 오미자, 행인, 맥문동 등과 같이 배합하여 쓰고 있다.

또한 녹용은 어린이의 성장 발육 촉진 작용과 골절 형성 촉진 등의 작용이 입증되었다. 녹용은 성장판을 잘 열리게 하여 뼈의 자람과 성장을 도와주는 효능이 많으며 조혈 작용이 있어 성장하는 뼈에 풍부한 혈액을 공급하여 키를 잘 자라게 도와주는 역할을 한다.

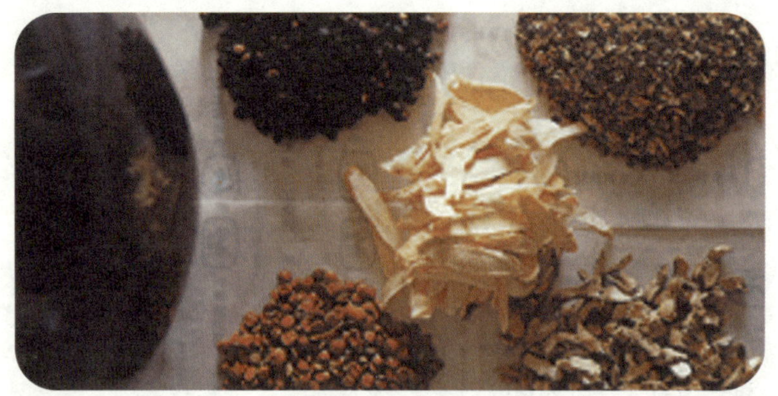

12. 축농증을 예방하려면?

축농증을 예방하려면 콧물이 느껴질 때마다 매번 코를 말끔하게 푸는 습관을 갖는 것이 좋다. 세수할 때처럼 얼굴을 수평 상태로 숙이면 코를 풀기가 원활해진다. 또 코가 조금 남으면 콧속으로 들이마셔 입으로 뱉어내야 한다.

코의 기능은 위장과도 밀접한 관련이 있기 때문에 음식 섭취에도 신경을 써야 한다. 인스턴트 식품이나 가공식품, 찬 음식 등은 위장에 부담을 주고 폐의 기능을 떨어뜨리므로 삼가해야 한다.

실내의 습도도 일정하게 유지시키는 것이 좋다. 건조한 환절기나 아파트 같은 서구식 주거환경은 축농증을 악화시키는 요인이 되므로 습도를 조절해 주어야 한다.

또 평소 규칙적인 생활과 운동을 함으로써 신체 각 기관이 제 기능을 다 하도록 해주면 외부에서 침입하는 나쁜 기운을 이길 수 있다.

한방에 나오는 축농증에 좋은 약재들 가운데는 수세미덩굴이 있다.

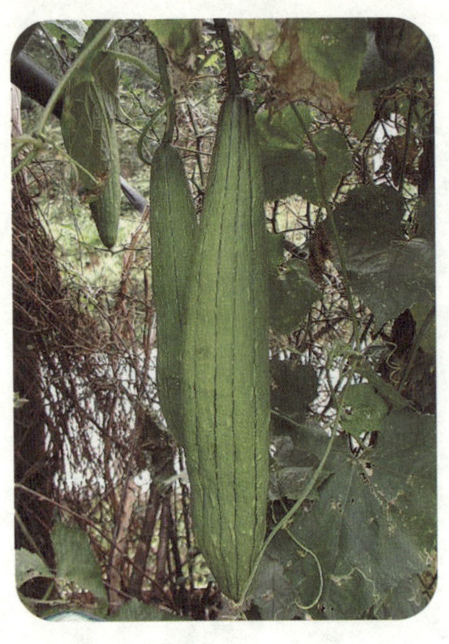

‘동의보감’에 "수세미 덩굴의 밑동을 서너 자 되게 잘라내 태운 재와 함께 술에 타서 복용하면 즉시 낫는다"고 쓰여 있을 정도다.

간단한 지압법을 통해 다른 콧병이나 축농증이 생기지 않게 하는 방법도 있다. 가운데 손가락으로 콧대 양 옆을 20~30번씩 마찰해 코의 안팎이 모두 따뜻해지도록 하는 것이다. 이는 중악中岳인 코의 혈액순환을 좋게 해줘 폐를 윤택하게 하는 효과가 있는 것으로 ‘동의보감’에 설명돼 있다.

이와 함께 주의할 것은 일상 환경이다. 특히 사무실에서 근무하는 사람이라면 환기 상태가 좋지 않거나 복사기, 모니터 등에서 나오는 유해가스나 먼지로 비염이 악화될 수 있으므로 조심해야 한다. 철저한 금연, 집진기 설치, 정기적인 환기 등이 필요하다.

코 질환을 가진 사람이라면 기본적으로 감기를 이길 수 있는 체력 조건을 만들고, 건강한 환경의 유지와 생활 속의 건강수칙을 철저히 지키는 것이 중요하다.

13. 민간요법

어린이 알레르기 비염이나 축농증의 치료는 꾸준하고도 성실한 치료가 필요하다. 병원에 다니며 치료를 받는 것 외에도 가정에서 직접 몇 가지 방법을 병행한다면 훨씬 치료를 쉽게 하고 좋은 효과도 볼 수 있다.

약물치료를 통해 증상이 나은 뒤에도 자주 축농증이 재발하는 어린이라면 가정에서도 평소 비강 세척을 하는 것이 좋다. 비강 세척은 원래 소금물로 하는 것이 좋지만 어린이의 경우 자극이 심해 불편해하므로 생리식염수로 대체하는 것이 좋다. 생리식염수는 약국에서 손쉽게 구입할 수 있다.

세척 방법은 우선 고개를 뒤로 젖힌 뒤 스포이드나 스펀지를 이용해 식염수를 코에 넣는다. 그렇게 해서 콧물과 코딱지 등이 식염수와 함께 목구멍을 통해 나오면 이것을 뱉어 내면 된다.

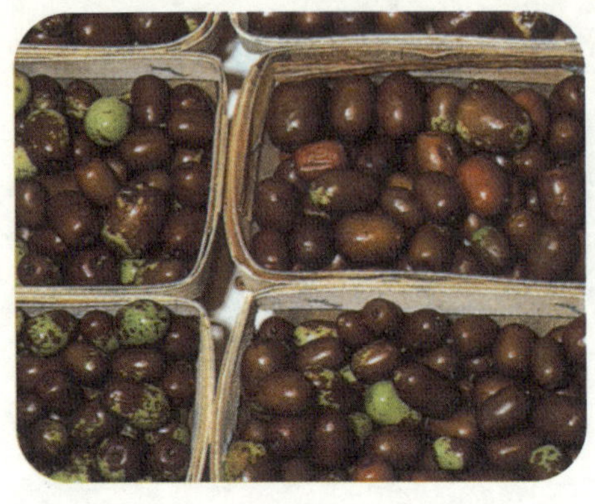

축농증은 대체로 코 감기로 시작해 나중에는 고질적인 축농증이 된다. 그러므로 초기에 축농증 증세가 보이면 한 줌의 대추에 감초를 약간 넣어 물 두 대접을 붓고 중간 불에 맞춰 달인다. 물이 반쯤 줄어들면 하루에 서너 차례 나눠 마신다. 그러면 만성으로 되는 축농증은 일단 막을 수 있고 증상도 많이 좋아진다

무즙도 유용하게 쓰는 방법이 있다. 무즙을 낸 다음 솜에 묻혀 콧속에 넣어두면 누런 콧물이 나오는데 이 콧물이 목으로 넘어가지 않도록 자주 뱉기를 반복하면 숨쉬기가 한결 편해진다.

그러나 어린이들은 콧속에 솜이 깊숙이 들어가면 숨쉬기가 거북하고 코가 막힐 수 있으므로 주의해서 사용해야 한다.

유근피 나무는 콧병에 잘 듣는다 해서 예전에는 코나무라고도 했다. 이것을 물에 담그면 끈적끈적한 진이 나온다. 이를 달여 마시면 기침과 콧병에 효과가 있다.

수세미 뿌리와 덩굴은 태워서 가루를 내어 하루에 세 찻숟가락씩 3회에 걸쳐 복용한다. 수세미는 축농증을 치유하는 효능이 있어 뿌리와 덩굴뿐 아니라 열매를 즙을 내어 마시기도 한다. 때로 열매즙을 말린 후에 끓여 마시기도 한다.

만성 축농증 환자인 경우, 코의 농이 심하거나 두통으로 머리가 아픈 이들에게 특히 효과가 있는 방법이다.

　일상생활에서 주의해야 할 사항으로는 코를 풀 때도 조심해야 한다는 것이다.

　콧물이 코에 꽉 찼다고 생각될 때는 콧물이 비강 내에 고여 있어 이것을 배출하고 싶어지는 상태이다.

　코가 답답하다고 해서 양쪽을 한꺼번에 "팽"하고 푸는 것은 피해야 한다. 양 쪽 코를 한꺼번에 풀었을 때 귀가 멍멍한 증상을 느껴본 적이 있을 것이다.

　그것은 기압에 의한 것인데 양쪽을 한꺼번에 풀면 기압이 상인두에서 이관까지 미치게 된다. 이때 상인두에 분비물이 있으면 이것이 중이까지 밀려들어가 중이염이 되기도 한다.

　그러므로 코를 풀 때는 반드시 한 쪽을 막고 한 쪽씩 풀어야 한다.

　그리고 아이들에게 코를 풀면 피가 섞인 콧물이 나올 수 있다는 것을 알려줘야 한다. 코피는 압력에 의해 비강 내의 모세혈관이 파열되면서 빚어지는 현상이다.

　따라서 코는 한 번에 세게 푸는 것이 아니라 여러 번에 나눠 풀더라도 천천히 그리고 약하게 푸는 것이 안전하다.

　이것 말고도 가정 요법은 무수히 많으나 이를 예방차원으로 사용할 뿐 이 방법으로 완전 치료까지 가능한 것은 아니다.

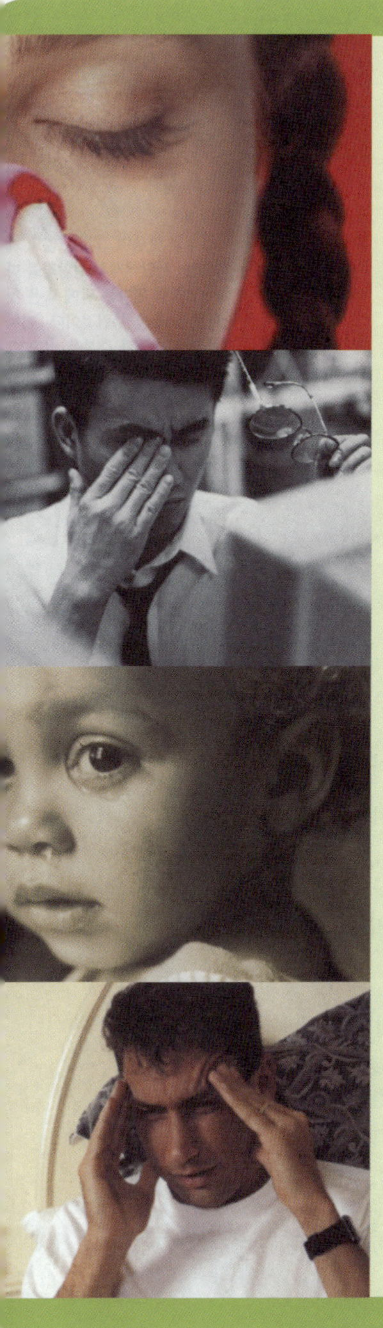

Chapter 4

만성 축농증의 심각성

1. 만성 축농증의 증상

1) 두통 – 성적 하락

만성 축농증은 코 부위의 통증은 별로 없으나 옆 머리가 아픈 경우가 많다. 이따금 코에서부터 앞 이마까지 뻐근한 느낌이 들기도 한다.

두통이나 두중감은 축농증의 정도로 비례하는 것은 아니지만 염증이 심하면 기억력이 감퇴되며 여러 가지 증상이 나오고, 염증이 가벼우면 증상이 가볍다.

그렇다면 축농증이 있으면 왜 머리가 아프거나 무거울까? 만성 축농증으로 두통이나 두중감이 있는 이유는 염증 그 자체보다 가까이 있는 신경이 자극되어 두부에 반사적으로 영향을 미치기 때문이다.

두중감은 머리 전체가 어딘지 모르게 무거운 것이고, 두통은 미간에서 앞 머리까지 아픈 것이 대부분이지만 후두부 또한 한 쪽만 아픈 편두통인 경우도 있다.

전두통은 전두동염이나 사골동염 때문에 주로 일어나고 나이가 든 사람은 상악동염 때문에 일어난다. 급성인 경우와는 달리 병이 생긴 동과 두통 부위가 일치하는 것은 아니다.

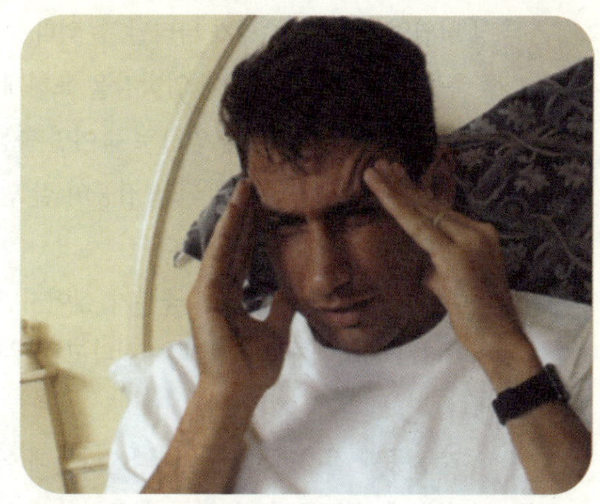

물론 성격이나 체질에 따라 증상이 바뀐다. 또한 직업이나 생활태도에 따라 증상이 바뀌는 경우도 있다.

늘 머리를 쓰고 책상을 마주하며 책이나 서류를 보아야 하는 학생이나 정신 근로자는 두통이 생길 확률이 많다. 이에 비해 어린이나 노인은 두통을 호소하는 경우가 적다. 일반적으로 사춘기 이후, 중년까지의 연령층에서 두통이 심한 편인데 아마 이 세대는 정신적, 정서적으로 불안정하고 심장이나 폐에 열이 많은 시기이기 때문일 것이다.

만성 축농증은 콧물이 목 뒤로 넘어가는 후비루 때문에 상인두염이 함께 생긴다. 이 부위에 염증이 생기면 후두부에 통증이 느껴지기 시작한다. 두통이나 두중감이 원인이 많고 복잡해서 축농증만으로 두통이 극심한 경우는 그다지 많지 않다.

전신 권태, 고혈압, 저혈압, 갱년기 장애, 감기, 정신적 긴장 등의 전신적인 질환이나 시력 장애로 안경을 썼으나 눈에 맞지 않는 경우와 치통이 심할 때 등 여러 가지가 있다. 또한 비후성 비염이나 코 알레르기로 코가 막히면서 머리가 아플 때도 많으며 이와 반대로 위축성 비염일 때 같은 증세가 나타날 수 있다.

축농증이 생기면 얼굴에 압박감을 느끼게 된다. 따라서 책을 보거나 무엇을 쓰려고 고개를 앞으로 숙이면 축농증 증상이 더 심해진다. 이 때문에 공부를 덜하게 되고 집중이 잘 안돼 '축농증이 머리를 나쁘게 한다'는 착각을 일으킨다.

축농증에 걸린 학생들은 공부가 싫어지면서 성적이 뚝 떨어진다. 어머니가 학생에게 성적이 떨어진다고 아무리 닦달해 보았자 소용이 없다.

"축농증에 걸리면 머리가 나빠진다는데 어떡하죠? 한창 공부할 나이인데…" 축농증에 걸리면 머리가 나빠진다고 생각하는 사람들이 의외로 많다.

그러나 이것은 어디까지나 잘못 알고 있는 건강상식이다. 축농증 치료를 제대로 하지 않을 경우 드물게 뇌막염 등과 같은 합병증이 올 수 있지만 축농증 자체가 머리를 나쁘게 하는 것은 아니다. 다만 만성적인 두통 때문에 집중력이 떨어지고 쉽게 짜증을 느끼게 되는 것이다. 그래서 성인들이 축농증을 앓고 있으면 일에 대한 능률이 떨어지고 중·고교 수험생들은 공부에 집중이 안돼 성적이 떨어질 수도 있다.

그러므로 자세를 교정하면서 꾸준히 치료를 받는 태도가 중요하다.

두통이 있고 코가 안 좋다고 해서 모두 축농증이라고 판단하면 안된다. 축농증이 있다고 누구나 머리가 나빠지고 집중력이 떨어진다고 말하는 것은 무리이다. 사람에 따라 증상이 다양한데 그대로 방치하여 병이 악화되면 매사가 귀찮아지고 정신 활동에 장애를 미치게 된다. 이는 모든 활동을 위축시키고 능률을 떨어뜨리기 때문이다.

만성 축농증 환자는 주의력이 없고 사물에 대해 알고자 하는 의욕이 감퇴되며 코 부위가 막히게 된다. 이 때 기억력도 같이 떨어지게 되는데 만약 집중력을 요하는 작업을 하는 사람에게 이러한 현상이 나타나면 커다란 어려움을 겪게 된다.

축농증은 코에 구조적인 이상이 없는 한 한 달 정도 약물치료를 하면 대부분 증세가 좋아진다. 증세가 호전되면 먼저 코막힘 증세가 덜해 코가 뚫리게 되며 두통도 사라지고 콧물이 목뒤로 넘어가는 것도 줄어들게 된다.

2) 미열, 코막힘
– 호흡기 질환

급성 축농증의 증상은 미열이 나고 콧속이 부은 것 같이 느껴지는데 코를 풀어도 시원하지 않은 것이다. 이따금 이가 아프며, 끈적끈적한 분비물이 코에서 나오는 경우도 있다. 심한 경우 으슬으슬 춥고 입맛이 없어지며 온

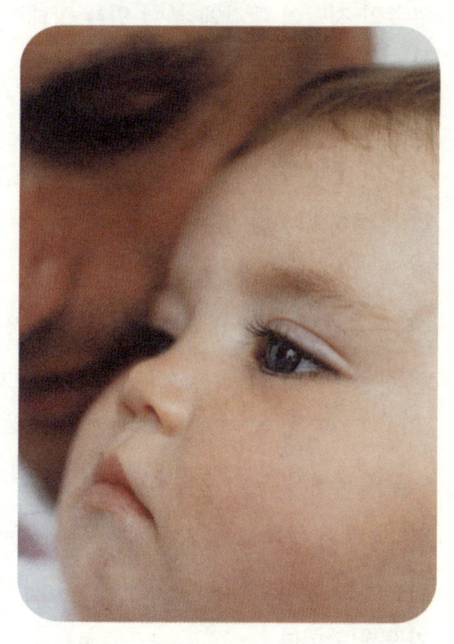

몸이 뻐근하면서 머리가 지끈지끈 아파 오기도 한다.

상기도에서 급성 염증은 감기가 원인인 경우가 많으며 자극성 가스를 마셨을 때 더욱 심해진다.

축농증은 상악동에서 대개 문제가 일어나지만 사골동에서 생기는 경우도 있다. 염증이 한 쪽에 생기는 것은 그다지 흔치 않고 보통 양

쪽에 다 있다.

어디에 염증이 생겼는지에 따라 증상이 다르나 보통 열이 나고 뺨 아래 쪽이 뻐근해진다. 늘 코가 막히고 눈이 충혈되는 감기 증상이 있으며 두통이 심해지면 축농증을 의심할 수 있다. 이때 누런 코가 나오면서 코막힘이 더욱 심해진다.

코뼈 옆쪽으로 항상 부어 있는 듯한 감이 있으며 누르면 통증이 있다. 이가 아픈 경우에 잇몸을 눌러 보면 심한 통증이 오는데 이때는 콧속의 점막이 빨갛게 부어 있는 상태이다. 급성과 만성 축농증의 증상은 뚜렷이 구별되지 않으나 대개 급성기의 증상보다 만성기의 증상이 약화되어 있다.

부비강이 아닌 비강에 급성 염증이 생기면 점막이 빨갛게 되고 누런 콧물이 나온다. 코에서 분비물이 자연히 배설된다. 그러나 분비물이 꽉 찼는데도 나오지 않으면 하비도에서 상악동까지 굵은 침을 넣어 콧물을 빼 주어야 한다. 이것은 부작용이 전혀 없으며 곧 이어 누런 콧물이 나온다. 또한 이것은 치료와 함께 진단의 방법도 된다.

만성 축농증 환자가 가장 많이 호소하는 것은 코막힘이다.

부비강에서 누런 콧물이 나오고 코의 점막이나 중비갑개가 붓는다. 따라서 중비도가 막히기 때문에 들이마시는 숨이 잘 안들어오고 나중에는 하비도마저 좁아진다. 이 때 체질에 따라 코가 늘 막히거나 가끔씩 막힌다.

코가 막히다 보니 계속 코를 쿵쿵거리게 된다. 자면서도 코를 쿵쿵거리고 그러다가 답답한 나머지 입으로 숨을 쉬게 되는데, 이 때 구강이나 인후 점막에 염증이 생긴다. 그러므로 여러 가지 호흡기 질환이 생기고 항상 입이 마른 증상을 보인다.

유치원 학생부터 초등학교 3학년의 어린이에게 발생하는 코막힘

은 편도 비대와 아데노이드 비대가 주 원인이고, 중학교 1학년 이후
에 일어나는 코막힘은 비중격만곡증이라고 하는 콧속 가운데 뼈가
구부러지는 질병이 원인일 때가 많다.

이러한 코막힘 증상은 성장기인 13세 정도부터 16세에 정점에 달
한다. 학교 공부에 지장이 있기 때문에 속히 치료해야 한다.

3) 콧물 – 후각장애

콧물도 많이 흐른다. 수시
로 코를 풀어도 끈끈하고 누
런 콧물이 계속 나온다. 코에
서 나오는 액체는 콧물이다.
이를 한방에서는 비즙이라 하
며 물같은 콧물, 점액성 콧물,
탁한 콧물, 피가 섞여 나오는
콧물 등이 있다.

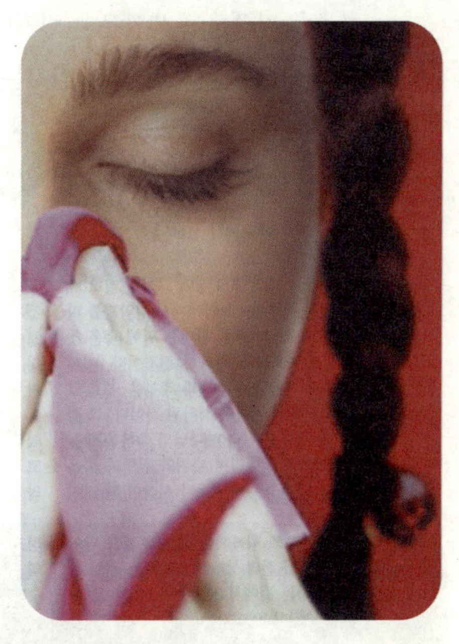

콧물은 보통 코를 통하여 앞
으로 흘러 나오는 것이지만 후
비공에서 인도를 통하여 뒤로
흘러가는 경우도 많다. 이를 한의학용어로 후비루라고 하는데 치료
가 쉽지 않다. 약재로는 패모, 길경, 사삼 등 거담제가 주로 쓰인다.

점막으로 되어 있는 콧속의 선조직에서는 분비물을 배출하기 때문
에 항상 점막의 표면이 습해 있고 얼마간의 콧물이 나와 있다. 이것
을 생리적인 콧물이라 한다.

그러나 콧물의 양이 너무 많고 누렇고 탁하며 끈적끈적한 점성이

강하거나 피가 섞여 있는 콧물이라면 어딘가에 이상이 있는 병리적 콧물이므로 정확한 진단을 해 보아야 한다.

사골동에 염증이 생기면 후비루가 많이 생긴다. 그럴 때 늘 목구멍에 불쾌감을 느끼고 목이 뻐근해져 암이 아닌가하고 걱정하는 것을 인두 신경증이라 한다. 한의학에서는 이런 증상을 매핵기梅核氣라고 하는데 매화 열매가 목에 걸려 있는 듯 하다고 해서 생긴 이름이다.

콧물은 길쭉하고 색깔은 누렇거나 가끔 푸른 빛을 띤 누런색이다. 콧물이 밖으로 나오지 않는 환자는 목구멍으로 넘어가기 때문에 항상 가래가 차 있는 느낌이 든다. 대개 아침 나절에 콧물이 많이 넘어가는데 이는 누워 있을 때 고여 있었던 콧물이 일어나면 자연히 목구멍으로 넘어가기 때문이다.

콧물의 분량이 많거나, 더운 여름철에는 환자 자신이 콧물의 불쾌한 냄새 때문에 메슥거리거나 구토를 하는 경우도 있다. 흔하지 않지만 코가 막혀 냄새를 못 맡는 사람은 남이 말해 주어야만 자기 콧물에서 악취가 난다는 것을 알게 된다.

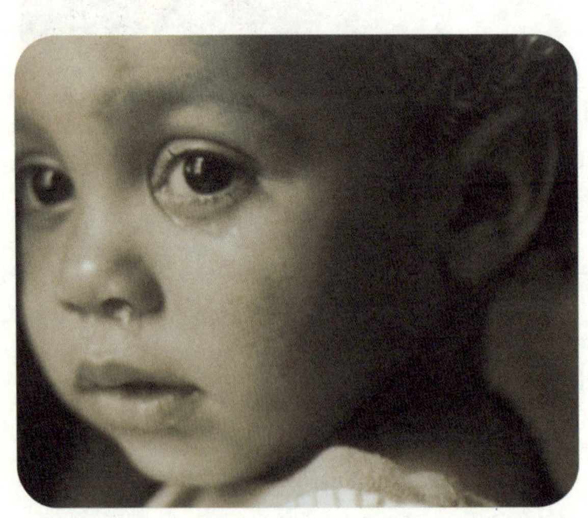

코의 점막이 부은 사람은 콧물이 나오는 것조차 모르는데 이는 비구강에 폴립 덩어리가 생기거나 비중격이 구부러진 경우에 많다.

축농증이 오래되면 콧물이 계속

고여 있기 때문에 염증이 잘 생기고 말초신경이 위축되어 냄새를 제대로 못 맡거나 아주 못맡게 된다. 또 중비갑개가 커지고 비용이나 코딱지가 생긴다. 그래서 냄새가 코의 후각 신경까지 다다르지 못하므로 냄새를 맡기 어렵다. 코가 막히기 때문에 냄새를 전달하는 물질이 후각 신경에 도달하지 못하면 호흡성 후각장애를 일으킨다.

중비갑개가 부으면 후열부가 막히게 되고 코 안에 폴립이 생기기 쉽다. 또 접형골동이나 후부 사골동의 염증이 후열부에 다다르면 후신경이 장애를 일으킨다.

'질질', '훌쩍훌쩍' 결코 깔끔하다고 할 수 없는 콧물. 청결한 인상과 점점 멀어지게 하는 이 콧물은 혼자만의 독립적인 질환이라기 보다 다른 병을 수반한 증상인 경우가 대부분이다.

콧물이 흐르는 질환을 치료하는 데 있어 가장 초점을 두는 것은 콧물의 상태로 다음 3단계로 나눈다.

첫째, 급성 비염, 코 알레르기 환자의 콧속에 생기는 물 같은 코다. 또는 약간 끈끈한 코가 비강 안에 가득 차 있어 코 알레르기 환자의 경우 보통 때에는 약간씩 흘러나오던 콧물이 재채기를 심하게 할 경우엔 콧물이 대량으로 흘러나오게 된다. 끈끈한 콧물을 가진 만성 축농증의 코는 중비도에서 주로 많이 생성된다.

물같이 콧물이 나오는 전형적인 콧병은 코 알레르기인데, 재채기가 계속되면서 수도꼭지에 물 흐르듯 콧물이 쉼없이 줄줄 흘러나오는 고통을 호소하게 된다.

한방에서 보면 폐허증에 속하는 것으로 폐의 기능이 약해져 있는 상태로 너무 뜨겁거나 차가워져 일어나는 증세다. 비점막의 선조직을 통괄하는 자율신경에 이상이 생긴 경우로 대개는 폐가 냉해지고 기운이 떨어진 체질에서 흔히 나타나는 질환이다.

둘째, 코흘리개 아이들처럼 줄줄 흐르는 노인들의 콧물은 점액성 콧물이다. 이 점액성 콧물을 흘리는 사람은 주로 축농증의 초기이거나 급성 비염이 낫지 않고 한 단계 더 발전한 경우로 콧물은 약간 끈적끈적하다.

마지막으로 세 번째 단계는 가장 심각한 콧물인 농성 콧물로, 급성 비염의 말기나 부비동염인 경우 흘리게 되며 고름처럼 걸쭉하다. 이 콧물은 매우 탁하고, 코딱지를 동반하여 나오며 때로는 냄새까지 풍긴다. 콧물 냄새가 날 때는 대개 콧속에 이물질이 들어갔거나, 악성종양이 있는 경우다.

그 외에 피가 섞인 콧물을 들 수 있다.

피를 보면 대개의 일반인들은 놀라고 걱정한다. 무슨 큰 병이 생긴 게 아닐까 하고. 그러나 피 섞인 콧물은 그리 걱정할 필요는 없다. 단순한 코피와는 다르게 폐나 기관지가 약한 체질에서 비강의 점막 일부의 모세혈관이 터져 콧물에 피가 섞여 나온 경우이거나 비중격 앞부분의 모세혈관이 터진 경우일 수 있기 때문이다.

2. 후각장애

오감五感의 하나인 후각은 생활하는데 없어서는 안될 중요한 기능 중 하나이다. 사람이 자연 상태에서 감지할 수 있는 냄새는 동물과는 비교가 되지 않지만 결코 적다고 말할 수 없다.

인종과 개인에 따라 차이가 있을 수 있지만 이 많은 냄새 가운데 사람이 가려낼 수 있는 냄새는 수백 가지이고 성인 여성이 성인 남성보다는 후각 능력이 훨씬 뛰어나다고 한다.

그런데 비염이나 축농증 등을 앓게 되면 후각 장애가 생기고 코가 자꾸 막히게 되어 점차 냄새를 맡을 수 조차 없게 된다.

이런 후각장애는 급성 비염인 경우에는 치료도 빠르지만 만성 축농증, 비용이 생긴 경우에는 회복 불능의 상태까지 이르기도 한다.

사람의 코는 4천 종 정도의 냄새를 구별할 수 있는 능력을 갖고 있다. 냄새를 맡는 것은 공기 중에 퍼져 있는 냄새 분자가 콧속으로 들어와 콧속 점막의 수용체와 결합한 뒤 자극이 후각신경을 통해 뇌에 도달, 냄새분자를 감지하여 구별하는 것이다. 만약 냄새를 맡지 못한다면 그만큼 괴로운 것도 없을 것이다.

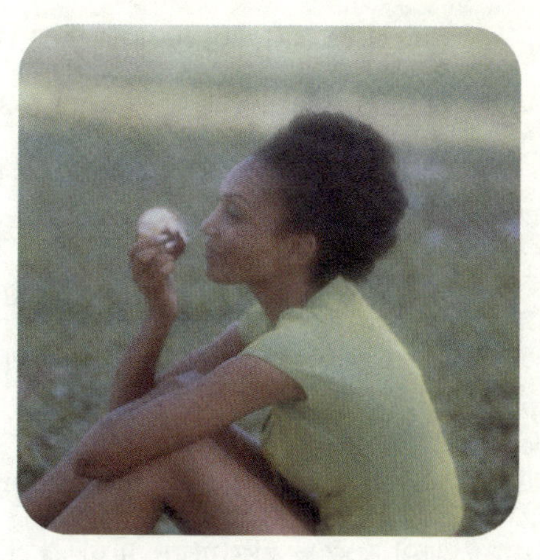

"크게 감기를 앓고 난 후부터 조금씩 냄새를 맡지 못하다가 이제는 전혀 냄새를 맡지 못하게 되었어요. 생활하는데 불편이 너무 많아요."

대학생인 H양의 말이다. H양처럼 냄새를 잘 못 맡는 경우를 '후각 장애가 있다' 라고 이야기한다. 콧속에서 냄새를 맡는 것은 비강의 가장 후상부에 위치하는 후점막이 담당한다.

냄새를 맡지 못해 병원을 찾는 환자들이 적지 않다. 밥 타는 냄새를 맡지 못해 여러 번 밥을 태웠다는 J주부, 냄새를 맡지 못해 음식의 맛을 잃어버렸다는 회사원 D씨 등 다양하다.

후각장애의 원인은 크게 두 가지로 나눌 수 있다.

첫째, 냄새를 가진 공기가 후각신경이 있는 곳까지 도달하지 못하거나 도달해도 점막이 부어서 직접 접촉하지 못하는 경우로 전도성(호흡성)후각장애라 한다. 이 때는 코 안의 점막이 부어 있거나 물혹이 있거나 감기 후의 급성 염증 때문일 가능성이 크다.

둘째, 후각신경의 끝 부분이 손상돼 냄새가 도달해도 반응하지 않거나 뇌 속의 신경중추가 손상돼 냄새를 못 맡는 경우로 감각성(중추성)후각장애라고 부른다. 이 때에는 신경을 살리는 외과적인 조치를 받아야 한다.

뇌의 중추신경의 장애 때문에 냄새를 맡지 못하는 경우도 있으나, 이 후각장애는 뇌종양 또는 교통사고 등으로 신경이나 뇌가 손상돼 발생하는 것으로 흔한 것은 아니다.

이밖에 벤젠이나 페인트 용매제 등 대부분의 산업용 화학물질은 후각장애에 영향을 미친다. 내분비질환인 당뇨가 후각장애의 원인이 될 때도 있다. 또 알츠하이머병과 파킨슨씨병도 후각장애를 일으킬 수 있다는 연구결과도 나왔다.

우리나라에서는 후각장애의 원인으로 축농증 등 부비동 질환이 전체의 50%를 차지한다. 또한 감기후유증과 알레르기성 비염 등에 의한 후각장애도 비교적 많이 발견되고 있다.

이런 질환인 경우 비강내 비갑개가 종창腫脹되어 후열부後列部를 압박하여 비강의 기도가 폐쇄되어 후신경의 기능이 저하되어 냄새를 맡을 수 없게 된다. 그러므로 호흡성 후각장애는 하루 빨리 원인을 제거하던가 체질을 개선해야 한다.

만약 비용인 경우는 자라난 부분을 외과적으로 제거해야 한다.

신경후각장애는 그 원인이 뚜렷하지 않고 일반적으로 사용하지 않아서 그 기능이 위축되어 오는 것이기 때문에 기능이 개선되기가 무척 어렵다.

한방 치료는 원인이 되는 질환을 제거하는 것이 우선이다. 그리고 폐의 풍열을 제거해 주는 황기, 신이, 승마, 방풍, 갈근, 마황 등의 가미여택통기탕을 쓰면 좋은 효과를 볼 수 있다.

적극적 방법으로는 기본 체질을 개선시키며 비강鼻腔내 청열淸熱, 소염消炎, 해독解毒시켜 줄 수 있는 이비해독탕을 장기간 복용하면 좋은 효과를 볼 수 있다.

후각장애가 있는 사람은 항상 감기에 주의해야 한다. 또한 기관지염, 중이염, 만성 비염 등이 생기지 않도록 체질을 개선해야 하며, 환경을 항상 맑은 공기가 잘 통하도록 조성해야 한다.

　후각은 단순히 냄새를 감지하는 것뿐만 아니라, 인간을 어떠한 위험상황으로부터 미리 대피할 수 있도록 해 주는 중요한 기관이기 때문이다.

글쓴이에게는 유난히 어린이 환자가 많다. 어린이 환자의 약 30~40%는 축농증, 알레르기성 비염, 편도선염 등 호흡기 감염이 있는 경우로 대개는 병원에 몇 개월간 다니다가 별 효과를 보지 못한 아이들이다.

화창한 봄 날, 여자 어린이가 내원하였다. 폐 기능이 약간 떨어져 있고, 심한 것은 아니지만 축농증이 생긴지 꽤 오래된 아이였다. 코맹맹이 소리도 별로 없고, 코막힘도 별로 없지만, 콧물이 자꾸 목뒤로 넘어가 가래가 차고, 냄새까지 못 맡게 되었으며, 최근 들어 부쩍 산만해졌다고 했다.

이 아이는 단순 염증으로 인한 축농증이 확실하여 선방금은화탕 15일분을 처방해 주었는데, 목뒤로 넘어가는 콧물이 훨씬 줄었다고 한다.

그런데 설사 증세가 약간 있고 배가 아프다고 해서 약성이 차고 강한 대황과 포공영을 빼고 백복령과 길경을 가미하였다.

이는 비위를 안정시키고 폐를 튼튼히 하기 위해 투여하였는데 약 맛이 좋아 잘 먹는다고 하였다. 이 약을 다시 보름 동안 먹이고 나니 목뒤로 넘어가는 콧물이 80%이상 줄어들고 가래도 많이 없어졌다.

증상도 별로 안 나타나고 어린이가 먹기를 지겨워하므로 투약을 중지하고 경과를 지켜본 다음 만약 재발되는 기미가 보이면 곧바로 오라고 하였다.

그리고 하루에 금은화, 수세미, 배를 각각 10g, 10g, 30g 정도씩 끓여 물대신 마시는 습관을 들이고 감기에 걸리지 않도록 조심하라고 했다.

일 년 후 환자의 어머니는 아이가 모든 증상이 없어지고 냄새도 잘 맡기 때문에 데리고 오지 않았다고 하며 대신 축농증에 걸린 옆집아이를 잘 보아 달라고 부탁하였다.

3. 비중격만곡증

비중격은 비강(코털이 생기는 부분)을 좌우로 나눈 콧속 중앙부의 반듯한 벽으로 뼈와 연골로 구성되어 있다.

예를 들어 사람의 머리를 중앙에서 둘로 나누었다고 하자. 그러면 비중격은 산산조각이 나지 않고 한 쪽 두부에 거의 전부가 함유되어 버린다. 이처럼 비중격은 특히 성인에서는 좌우 어느 쪽인가에 만곡되어 있다. 그러나 이 상태를 비중격만곡증이라고 하지는 않는다.

비중격만곡증이란 어디까지나 만곡한 것으로 인해 증상이 생긴 경우만을 말한다.

증상으로는 만곡한 돌출 쪽의 코가 막혀 있거나 반대로 오목한 쪽의 하비갑개가 비후肥厚하기도 한다.

비중격만곡증은 심한 코골이, 수면장애, 주위 산만, 코 주위의 통증, 기억력 감퇴 등을 수반하는데 유아·어린이에게는 현저히 나타나지 않고 청년이 되면 두드러지게 나타난다. 이 증상은 사람 외에 그 어떤 동물에게서도 볼 수가 없다.

인간의 비중격은 대뇌와 구개에 감싸여 대뇌의 전두엽이 발달한 결과, 위아래에서 압박을 받아 비중격만곡을 일으키게 된 것으로 추측하고 있다. 또 영양학적으로는 비타민D의 결핍으로 뼈의 발육 정도가 떨어지기 때문이라는 학설도 있다.

비중격만곡증은 비중격절제술로 치료할 수 있다. 국소마취로 콧속에서 시행할 수 있고, 동시에 하비갑개의 비후한 부분을 절제하는 경

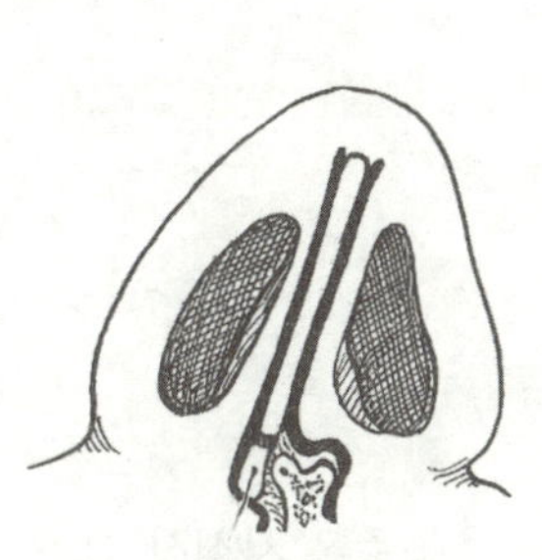

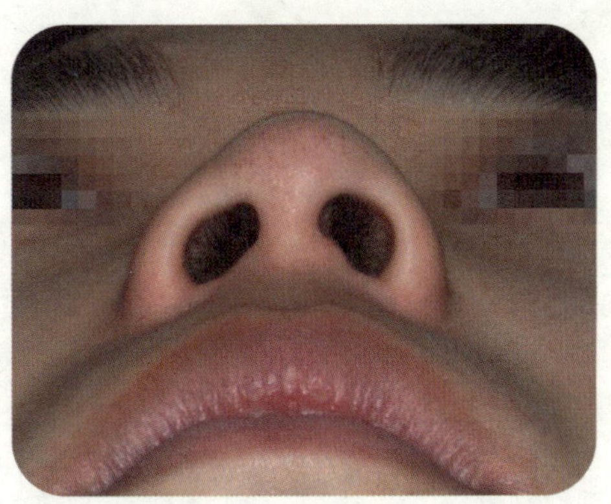

우도 많다.

수술 대상이 되는 것은 심한 코막힘이 원인이 되는 경우와 부비강 수술의 전단계로서 행한다. 비강 내의 공간을 차지하는 조직을 절제하기 때문에 그만큼 공간은 넓어지고 코막힘이 개선되는 수술이다.

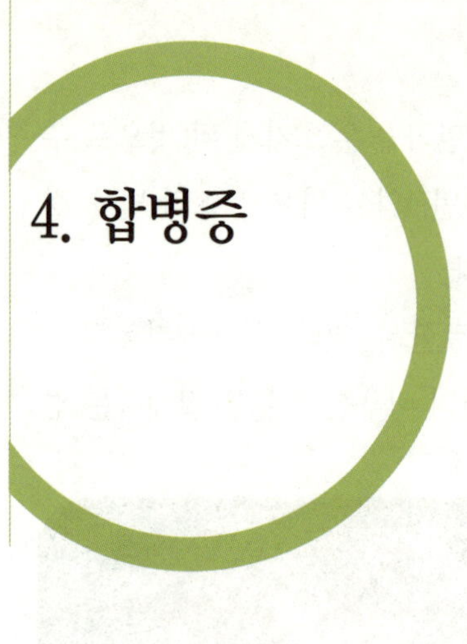

4. 합병증

감기의 치료 시기를 놓쳤을 때 곧잘 나타나는 축농증은 사실상 그 합병증으로도 악명이 높다. 학교에서 우등생으로 주목 받던 중학교 2학년 D군은 축농증의 합병증이 얼마나 무서운가를 잘 보여주는 케이스다.

대개의 축농증 환자가 그렇듯 D군이 감기에 이어 축농증을 앓게 된 것은 지난 해 가을, 양방병원에서 치료를 받다가 호전된 듯 해 치료를 그만 두었는데, 오래지 않아 다시 감기에 걸리면서 축농증이 재발, 치료를 받기 시작했다.

그런데 축농증이 재발한 지 며칠 만에 이번엔 난데없는 두통이 찾아 들었다. 또 시야가 흐릿해지고 초점이 흐려지는 등 시력도 눈에 띄게 떨어졌다.

당황한 것은 D군뿐 아니라 그의 부모들도 마찬가지였다. 학생의 신분으로 당장 학업에 지장이 생긴 것은 물론 성적이 떨어지고, 의욕도 상실하기 시작했다. 몇 군데 병원을 전전해봐도 별 차도가 없어 결국 필자를 찾게 된 D군 가족은 갈수록 나빠지는 현재의 상황보다도 실명에 대한 공포가 가장 컸다.

D군이 염려하는 대로 실명은 축농증과 함께 일어날 수 있는 무서운 합병증 중 하나다.

실명의 경우는 최악의 예라 하더라도 축농증의 합병증 중에는 그 외 불편하고 고통스런 갖가지 질환들이 잔뜩 포진하고 있다.

축농증이 오래 이어지면서 폐 기능이 떨어지고 담이나 폐의 열이 계속 생기게 되어 발생하는 인두염, 편도선염, 후두염, 기관지염, 만성중이염, 소화불량, 두통 등도 축농증에 따라오는 일련의 합병증들이다.

축농증이 심해지면 상악동까지 영향을 미치게 되어 만성 상악동염으로 진행되는데 이 질환은 급성으로 병이 악화되는 경우를 빼고는 자각 증상조차 없는 것이 일반적이다. 혹은 평소보다 앞머리 이마 부분이 무겁고 약간의 통증이 느껴질 뿐이다.

또한 안구가 들어있는 공간, 즉 안와에 가깝게 있으므로 안와 내부에까지 염증이 번지게 되면 안구 뒤의 시신경에 영향을 주어 시력장애를 일으킨다. D군의 예가 바로 여기에 속한다.

축농증과 함께 나타나는 합병증 가운데서도 가장 대표적인 것은 안과질환이다. 눈의 합병증은 주로 안와 부분에 염증이 생기는 형태로 나타나는데, 안와의 위쪽은 전두동의 하부에, 안쪽은 사골동이나 접형골동의 벽에 접해 있고, 하부는 하악동의 상벽과 가깝다. 따라서 축농증이 생기면 염증이 인접 부위로 쉽게 옮겨가므로 안와 내 여러 부위에 염증을 퍼뜨린다.

사골동은 안와와 아주 얇은 벽으로 접해 있어 염증이 옮겨지기 쉽

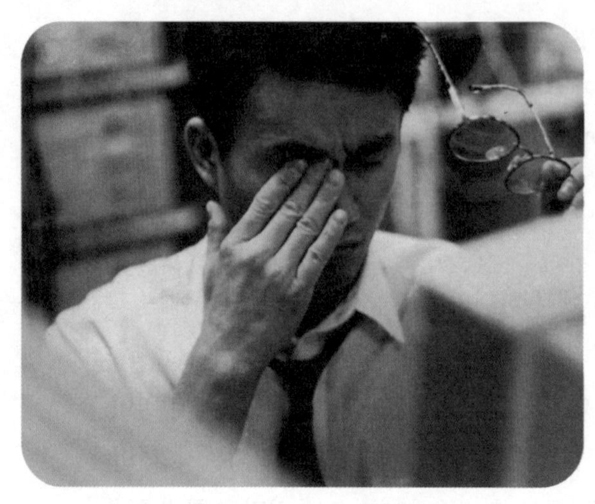

다. 일단 염증을 유발하는 균이 들어오면 혈관을 따라 물을 타고 흐르는 듯 안구 내로 침투해 쉽게 감염된다.

이렇게 되면 안구가 빨갛게 붓고 아픈 증세가 나타난다.

전두동에 염증이 생기기면 동洞에는 고름이 차오르게 되므로 안와의 위쪽까지 압박하여 안구가 튀어나오고 안구 운동이 잘 되지 않아 시력 장애가 생긴다. 더욱 진행되면 안구까지 염증이 번지면서 결국 실명에 이른다.

대개 급성 축농증은 적절한 약물요법과 침치료를 병행하면 빨리 치유될 수 있으며 만성 축농증 환자라도 포기하지 않고 전문의와 상담을 통해 체질개선과 꾸준한 한방치료를 행하면 완치도 가능하다.

단지 급성 축농증보다 치료기간이 3~4배 더 걸리기 때문에 인내심을 갖고 치료에 임하는 자세가 필요하다. 일시적으로 증세가 호전되더라도 중간에 치료를 중단하거나 포기하지 않는 끈기를 요한다.

치료방법으로는 유향, 포공영, 목통, 사과락, 몰약 등을 이용하는데 10일 이상 약을 써도 증세가 호전되지 않을 때는 수술을 받는 것이 좋다.

두번째로 만성 축농증과 함께 기관지염을 앓고 있는 경우 그 고통은 무척 심하다.

이 병은 수술로도 완치가 어렵고 그렇다고 자연적으로는 치료되는

것도 아니다. 약을 복용하여 치료하는 방법밖에 없는데 기관지염이
치료되지 못하면 기관지 확장증으로 발전되어 호흡 기능이 악화되고
급기야 피를 토하기도 한다.

급성 기관지염의 특징은 상기도염이 기관지까지 번져 생기는 경우
가 많다. 이 경우 천식성 증상 뿐만 아니라 감기 증상과 기침, 발열이
두드러진다. 세 기관지염의 특징은 급성 기관지염과 마찬가지로 감
기로부터 시작되는 경우가 많으며 주로 유아에게 많이 나타난다.

축농증이 있는 어린이는 코의 농이 목으로 넘어가 기관지를 자극
해 만성 기침을 하게 된다. 만성 기침은 천식으로 진행되기도 하는
데, 고질적인 천식이 되면 낫기도 어렵고 고생도 심하다. 시초부터
잡지 않으면 성인이 되도록 그 그늘에서 벗어나지 못할뿐더러, 증상
의 심각한 정도나 위험도 높아진다.

기관지염은 선천적으로 폐가 약한 체질에 주로 생기기 때문에 평
소 세심한 주의가 필요하다.

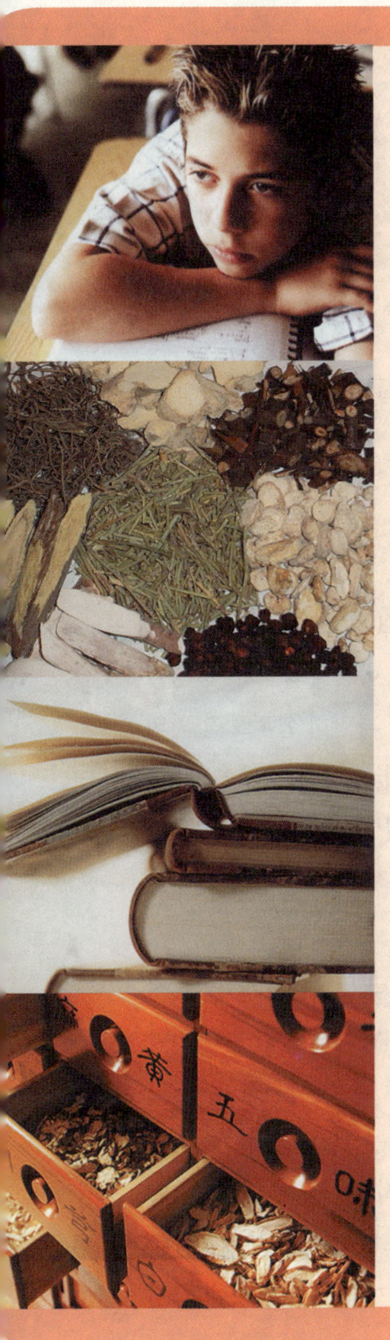

Chapter 5

코가 건강해야
성적도 쑥쑥

1. 공부를 잘하고 싶다면 코 치료부터

수험생들은 제대로 쉬지도 못하고 아파도 참으며 공부를 한다. 좀 처럼 틈을 주지 않는 학교 공부에다 과외까지 하는데도 도무지 성적이 오르지 않는 학생들이 있다. 그런 학생들을 가만히 살펴보면 의외의 방해 요소들이 숨어 있다는 것을 알 수 있다.

그 중 하나가 건강문제이다. 몸에 뭔가 조금이라도 이상이 있으면 공부에 집중하기가 어려워지고, 그 때문에 성적이 오르지 않는 것은 당연한 일이다.

최근 한 병원에서 실시한 설문조사 결과를 보면 「학업에 가장 지장을 주는 요소가 무엇인가」라는 물음에 대해 남학생은 41.2%, 여학생은 40.5%가 '건강 문제'를 꼽았다. 건강한 육체에 건강한 정신, 건강한 지적 활동이 있을 수 있음을 실감케 하는 얘기이다.

요즘 수험생들은 가뜩이나 피로하다. 정신적, 신체적인 입시 압박으로 숙면을 취하지 못하고 식사까지 불규칙하게 하다 보면 온몸이 지치게 마련이다. 특히 일교차가 심한 환절기가 다가오면 아예 감기

를 달고 살며 누
런 콧물이 흐르는
축농증 환자는 공
부에 집중하기가
더욱 어려워진다.

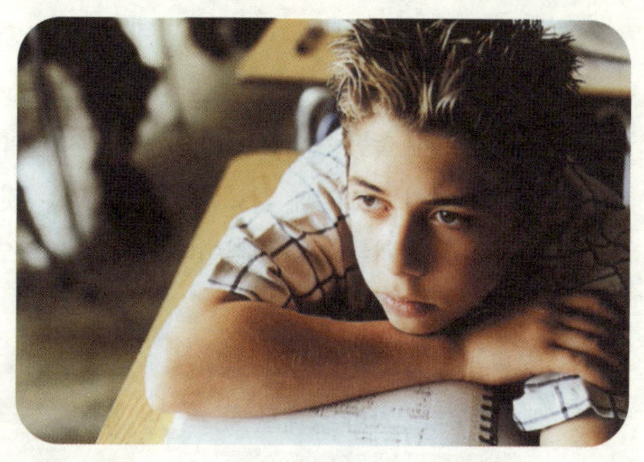

축농증에 걸리
면 머리가 아플
뿐 아니라 공부하
거나 신문을 보려

고 머리를 조금만 숙여도 머리가 무거워진다. 머리가 무거워지면 자연히 주의력이 떨어지고 산만해지기 때문에 항상 답답하고 일이나 공부에 집중할 수 없게 된다.

'콧속의 연못' 이라는 뜻으로 한의학에서는 비연이라 부르는 축농증은 무척 성가신 질병이다. 축농증은 나쁜 기운과 열이 폐로 침범한 뒤 이것이 풀어지지 않아 생기는 것으로, 탁한 콧물이 계속 나오다가 맑아지면서 멈추는 과정을 밟는다.

대개 입시 수험생들은 축농증에 골머리를 앓으면서도 공부 시간에 쫓겨 치료 시기를 미루기만 하다가, 결국 그 증세가 극에 달하고서야 할 수 없이 병원을 찾는 경우가 많다.

당장의 증세만 본다면 그리 심각하지 않은 병으로 여기기 쉽다. 일반적으로 코가 막히거나 콧물이 계속 흐르는 것 외에는 별다른 증상이 없기 때문에 치료를 차일피일 미루기 쉽다. 그러나 이것이 만성으로 자리잡으면 짧게는 수년에서 길게는 수십 년 동안 증상이 계속되고 심하면 생명의 위험을 초래할 수도 있다.

간혹 성급한 환자들 중에는 병원을 찾자마자 1~2주 내에 축농증을 고쳐달라고 주문하기도 하지만, 만성 축농증을 그 짧은 기간 내에 고치기란 한 마디로 불가능하다. 정 학업에 쫓기는 학생이라면 방학 때를 활용해 축농증의 치료 시기를 놓치지 말아야 한다.

'공부하기도 바쁜데 치료는 나중에!' 라는 것은 공부의 전후 순서를 모르고 말하는 핑계일 뿐이다. 공부를 잘하고 싶다면 우선 집중력을 분산시키는 자신의 질병부터 깨끗이 치료한 뒤 더욱더 건강한 상태로 학습에 임하는 것이 현명한 자세이다.

또한 일시적으로 나았다고 하여도 재발되는 경우가 많아 안심할 수 없다. 알레르기는 많은 노력과 시간을 필요로 하는 아주 끈질긴 질환이므로 인내심을 가지고 치료를 받아야 한다.

2. 코막혀
답답한 아이
공부도 답답

코막힘으로 인해 입으로 호흡하는 초등·중·고생 202명을 대상으로 코막힘과 콧물 치료에 따른 학교성적과 학습능력 향상을 조사했다.

이 치료에 참가한 학생의 학교성적은 100명 기준으로 할 때 10등 이내가 8명, 25등 이내가 34명, 50등 이내가 85명, 75등 이내 63명, 90등 이내가 12명이었다.

환자들에게 소청룡탕과 청뇌탕을 병용해 6개월간 치료했다. 탕약 치료 후 코막힘이 없어졌던 학생을 1년 뒤 조사한 결과, 10등 이내 학생이 55명, 25등 이내가 50명으로 늘었다. 이 수치는 치료 전 20.8%에서 51.9%로 늘어난 것이었다.

또한 코 알레르기로 인한 몸과 마음의 증상을 살펴보면 조사대상자 중 축농증·비염이 35.1%로 가장 많았고, 학교성적 저하(29.3%), 성장발육 장애(18.2%), 치아와 안면변형(10.0%), 정서불안 및 성격장애(7.4%) 순이었다.

초등학교 2학년인 여자 아이가 내원하였다. 3세 때부터 누런색의 콧물이 나오고 목뒤로 콧물이 넘어가곤 했으며 콧물, 재채기, 코막힘 등 알레르기 증상이 있었다고 한다. 그 외에 머리가 아프고 어깨와 목 주위에 땀이 나기도 한다고 했다.

이 아이는 전형적인 알레르기 비염에 축농증이 합병된 경우였다. 갈근탕에 신이, 천궁 각6g, 석고 4g, 의이인 8g을 투여했다.

3개월간 약을 잘 복용하여 3개월 후에는 코막힘이 없어지고, 콧물이 나오지 않았으며, 머리 무거움과 두통이 소실되었다. 학교성적도 예전보다 뚜렷이 향상되었다. 담임도 놀랄 정도로 하위에서 1등이 되었다.

그로부터 학교 같은 반 친구 어머니 여러 명이 와서 자녀들의 약을 지어갔다.

3. 수험생 축농증

청소년기는 '피가 끓는 시기'로 이때는 상체로 열이 많이 올라간다. 스트레스로 인해 가슴과 머리에 열이 가중되면 축농증, 비염, 만성 기침 등의 질환이 생기기 쉽다. 대신 하체는 상대적으로 냉해져 설사, 변비, 복통, 식욕부진 등이 일어난다.

그 중 청소년기의 축농증, 비염 등은 집중력을 방해하는 한 요인이다. 코에 문제가 생기면 두뇌활동이 저하되고, 코가 막혀 산소공급이 순탄치 못하게 되면 뇌로 보내지는 산소 공급량이 부족해 공부는 물론 일상생활을 위한 두뇌활동에도 지장을 받게 된다.

코가 막히면 머리가 멍해지면서 아프고 눈이 충혈되는가 하면 가래가 끓어 피로해진다. 주로 급성 비염이나 부비동에 염증이 있을 때 이런 증상이 보인다.

또 코가 막히면 주의력이 약해지고 정신적으로 불안정한 상태를 보이는데 이때는 집중력이 떨어져 아무리 공부를 해도 능률이 오르지 않는다.

특히 축농증이나 알레르기성 비염이 있는 수험생은 코를 숙이면 코에 혈액이 많이 쏠려 더욱 답답해지고 집중력이 떨어진다. 이것이 고쳐지지 않고 계속될 경우 기억력이 감퇴되고, 주의력이 산만해지며, 무기력감이 나타나, 한창 공부에 집중해야 할 수험생에게 치명적인 영향을 끼치게 되는 것이다.

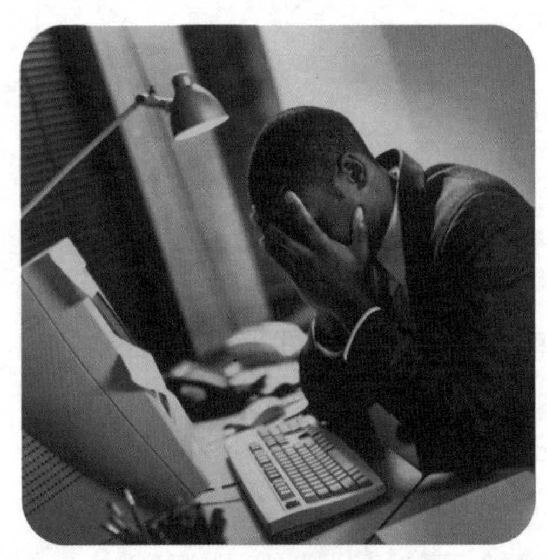

두통과 머리가 무거운 증상인 두중감은 만성적인 염증이 있을 때 나타난다. '머리가 무거워 항상 모자를 쓴 것처럼 갑갑하고 정신이 나지 않는다' 고 호소하는 학생들이 이런 경우이다.

그러므로 공부하는 수험생의 최고의 적은 축농증이다. 아무리 학업이 바쁘더라도 축농증 치료를 미뤄서는 안된다. 증상이 나타나면 즉시 병원을 찾아 오는 것이 시간을 아끼는 길이다. 계속 방치하면 치료 비용과 시간이 더 들 뿐만 아니라, 그 때문에 학업에 지장을 받아 성적도 오르지 않기 때문이다.

4. 코가 건강해야 머리가 똑똑해지는 이유

코막힘은 뇌를 나쁘게 만들고 신체를 허약하게 만드는 중대한 이유이다. 코막힘은 코딱지 외에 아데노이드 비대라는 원인도 있다. 어떤 원인으로든지 코가 막히면 구호흡, 즉 입을 벌리고 호흡하게 된다.

구호흡은 매우 해롭다. 필요한 산소 섭취량이 감소하기 때문이다. 뇌는 에너지원으로서 포도당과 산소를 사용한다. 인체에서 뇌가 가장 산소소비가 많다. 그러므로 산소 섭취량이 감소하면 뇌가 가장 많은 영향을 받는다.

생후 3세까지 지능의 기초가 되는 신경회로를 완성시킨다. 그 성장단계에서 산소가 부족하면 뇌의 성장이 나빠지고, 머리가 나쁜 아이가 될 수 있다.

뇌의 신경치료에서 만들어진 정보회로는 3세 전후에 완성이 되고 그것이 그 아이의 일생을 결정하게 된다. 그러므로 코의 질환이 있는

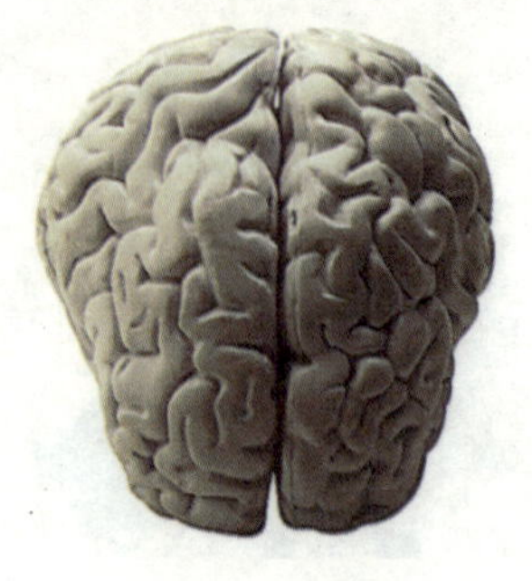

어린이가 머리가 나빠진다고 하는 것이다.

자식을 키우는 부모라면 누구나 우리 아이가 공부도 잘하고 똑똑하기를 바란다. 두뇌계발을 시켜주는 학습 환경을 조성해 주는 것도 중요하지만 우선 코 질환을 치료해 주는 것이 제일 급선무이다.

또한 세심하게 신경을 써서 음식과 보약을 먹이는 것도 그에 못지 않게 두뇌가 좋아지게 하는 효과를 낼 수 있다. 뇌는 우리 몸에서 가장 열량을 많이 사용하는 기관이다.

유아기에는 열량의 사용량이 더욱 많아 전체 열량의 50%가 뇌를 위해 사용된다. 따라서 뇌를 활동있게 하려면 그만큼의 충분한 열량 공급이 필요하다. 뇌에 자극을 많이 줄 수 있는 학습환경과 뇌 발달에 좋은 영양상태, 뇌 기능을 좋게 하는 보약 등을 먹이면 두뇌가 명석한 이이로 키울 수 있다.

코의 질환이 있는 어린이라면 코 치료의 대명사인 소청룡탕에 두뇌를 명석하게 하는 대표적인 처방인 청뇌탕, 총명탕 등을 함께 쓰면 좋고, 성장이 약해 키가 잘 자라지 않으면 성장기 어린이의 뼈에 좋은 녹용과 녹각 등을 넣어 쓰면 금상첨화이다.

"비염 때문에 코가 막혀서 입을 벌리고 숨을 쉬게 되면 머리가 나빠집니까?" 라는 질문을 많이 받게 된다. 한 마디로 비염으로 인하여 콧속에 콧물이 많이 생기고 점막이 붓게 되면 코는 제 기능을 못하게 된다. 콧병을 심각하게 생각하지 않는 사람도 많지만 코의 기능을 생각한다면 쉽게 넘겨서는 안된다.

　코에 알레르기성 비염이 발생하면 코로 호흡을 원활하게 할 수 없게 되고 냄새도 잘 맡지 못하게 된다. 콧병이 심해져 코가 제 기능을 전혀 하지 못하게 되고 이로 인해 입으로만 호흡을 하게 되어 기관지나 폐까지 염증이 퍼질 수 있게 된다.

　그리고 코가 막힐 때 주의력과 집중력이 떨어지고 기억력도 나빠진다. 공부할 때 코가 막히고 콧물이 나면 코를 자주 풀어야 하며 두통이 동반되는 경우가 많아 집중을 할 수 없어 학습능력이 떨어지는 것이다.

　특히 수험생의 경우 공부를 하다가 코가 막혀서 답답해지면 속히 치료를 해주어야 한다. 성인에게서는 작업능률이 떨어지는 것은 물론이다.

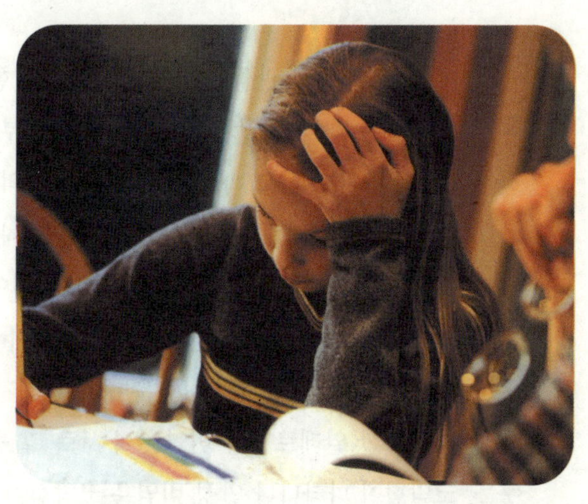

5. 수험생을 위한 한방 치료

수험생의 코는 항상 관심있게 지켜봐 주어야 한다.

"우리 아이는 하루 종일 책상 앞에 앉아 공부하는데도 도무지 성적이 오르지 않아요"하고 속상해 하는 부모가 의외로 많다.

그것은 그 학생들의 몸 안에 성적 향상을 방해하는 요소들이 숨어 있기 때문이다. 바로 축농증과 알레르기성 비염이다.

만성 비염과 구별이 되는 질환으로 알레르기성 비염이 있는데 그 증상은 비슷하나 알레르기성 비염은 주로 재채기가 동반된다는 것이 특징이다. 또한 알레르기성 비염은 수시로 그 증상 즉 대량의 맑은 콧물, 코막힘이 나타나나 만성 비염은 코막힘이 주 증상으로 콧물이 가끔 나오며 알레르기성 비염과 달리 그 증상이 계속되는 특징이 있다. 하지만 그 치료방법에 있어서는 대동소이하다.

학생이나 수험생들이 만성 비염에 잘 걸리고 또 잘 치료되지 않는 이유는 그 생활 자체에도 있다. 학생들은 공부하느라 늘 책상에 얼굴을 숙이고 앉아 있는 시간이 많아 코의 통기가 방해를 받기 때문이다. 수시로 밖에 나가 맑은 공기를 마시거나 공부방의 환기를 잘 시키고 건조하지 않게 하는 것도 중요하다.

알레르기성 비염은 외부의 항원 물질인 먼지, 집먼지 진드기, 꽃가루, 곰팡이, 담배연기, 찬 공기, 애완 동물의 털 등 수없이 많은 것들이 코로 들어와서 이것이 몸의 수독과 만나 콧물이 하염없이 나오는 것이다. 이럴 때에는 수독을 없애주고 알레르기를 치료해 주는 탕약을 쓰는 것이 좋다.

일반적으로 현대의학에서는 항히스타민제를 쓰게 되는데 「항히스타민」제는 일시적으로 히스타민을 억제시켜 콧물과 코막힘을 없애주는 효과가 있지만 결국 약 기운이 몸에서 없어지면 다시 증상이 나타난다.

더욱이 수험생이나 학생들은 「항히스타민」제가 몸의 무력감, 피로감, 졸려움 등을 유발하므로 공부하는 데 방해가 된다.

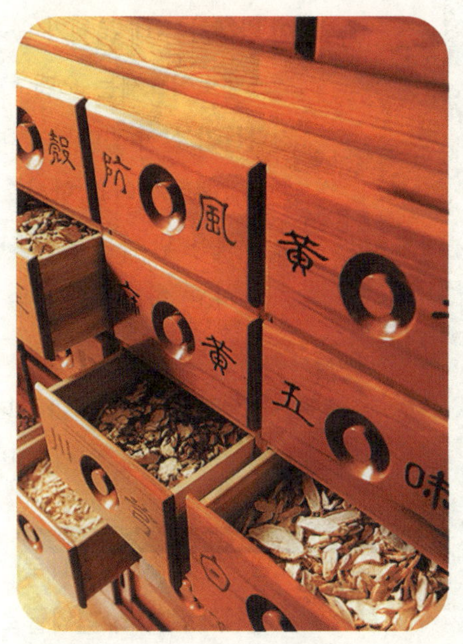

반면 한방약은 졸려움이 없고 습관성이 되지 않아 좋다. 치료기간은 환자의 병력, 증상의 정도, 나이, 환경에 따라 달라지지만 보통은 3~4개월이 소요된다.

한약과 양약의 비교

　알레르기 비염의 치료약으로 다음에 예를 든 것과 같이 다수의 약품이 있는데, 모두 효과가 불충분하거나 부작용이 많이 발생하는 데 문제가 있다.

　스테로이드제는 오랜 복용으로 얼굴이 붓고, 신장이 나빠진다든지 살이 찐다든지 하는 부작용이 생긴다.

　항알레르기 약과 항히스타민제는 졸음을 유발하는 결점이 있어 복용 후 차를 운전하면 졸음 때문에 교통사고를 일으키기도 하고, 학생들의 경우 공부에 지장을 받기도 한다.

1) 국부약 (코에 직접 점비)

항알레르기제, 인털 점비약, 스테로이드약, 혈관수축약

2) 전신약 (주사와 내복)

항알레르기약, 면역글로블린제제, 체질 개선약, 항히스타민약, 스테로이드제

체질 개선약은 오랜 기간 동안 주사를 맞아야 하고 통증까지 따를 뿐만 아니라 효과도 정확하지 않아 문제가 많다.

양약 중 특히 인체의 가장 중요한 시스템인 호르몬 균형을 무너뜨리는 무서운 부작용이 있는 스테로이드는 장기간 사용하는 것을 피해야 한다. 특히 알레르기와 같이 직접 생명과 관계없는 병일 경우에는 더욱 피해야 한다.

또한 수술은 재발확률이 높아 권할 수 없다. 비염과 비중격만곡증, 축농증의 수술 후 재발 확률은 50% 정도이다.

반면 한약에 의한 알레르기 비염 치료는 부작용도 매우 적으며 '증'에 맞추면 효과가 정확하고 뛰어나다.

한약은 효과의 발현이 늦고 장기간 복용하지 않으면 효과가 없다고 하는 지금까지의 선입관과 달리 즉효성도 있다. 한의원에 올 때까지 재채기, 콧물이 끊이지 않았던 환자가 진찰 후 소청룡탕과 마황부자세신탕을 복용하고 돌아갈 때는 재채기, 콧물이 딱 그치기도 한다.

6. 축농증은 기억력, 집중력 감퇴의 주범

수능을 앞둔 아들이 만성 축농증 때문에 무척 고생하고 있다며 걱정스런 얼굴로 찾아온 한 엄마가 있었다.

아들은 자주 머리가 아프고 공부를 해도 집중력이 떨어져 잘 외워지질 않는다고 호소한다고 했다. 잦은 코막힘으로 킁킁거리게 되고, 코도 자주 푸는 편이라고 한다.

당장 눈 앞에 닥친 입시 공부가 급하긴 했지만, 공부에 집중을 할 수가 없어 병원을 찾은 것이다. 이 학생은 짧은 시간에 완치가 될 정도가 아니었지만, 일단 입시가 급해 1~2개월 간 약물치료를 하여 증상을 완화시키는 방법을 선택했다.

1~2개월 동안 약을 복용하여 콧물의 색깔이 엷어지고 점도가 묽어지며 양도 줄어 코가 어느 정도 뚫리는 느낌을 갖게 되었다. 그래서 공부하는데 한결 도움이 되고 집중력도 좋아졌다고 했다.

고등학교 2학년인 한 여학생도 병원을 찾았다. 중학교 때부터 자주 감기가 들더니 고등학교에 들어와서는 맑은 콧물이 계속 나오고 아침이면 재채기가 심하다고 했다. 게다가 가끔 코가 막힌다고 했다. 최근 들어 집중력이 떨어지고 기억력이 감퇴되는 것 같다고 했다.

이 학생은 알레르기성 비염인데 알레르기성 비염이나 만성 비염, 축농증은 대학입시를 준비하는 수험생들의 최대 적이다.

다량의 콧물, 재채기, 코막힘 등이 반복되므로 모든 신경이 코로 쏠려 안정이 되지 않아 학생들이 공부하는데 치명적인 결과를 초래한다. 코로 인한 기억력 감퇴와 집중력 저하는 학습 능률을 떨어뜨린다. 이로 인해 머리가 나빠지고 성적 또한 오르지 않는다.

그러므로 이러한 코의 증상이 있는 학생들은 빠른 시일 내에 콧병을 치료해야만 뜻하는 바를 달성할 수 있다.

이 학생의 경우 소청룡탕小靑龍湯에 금은화, 신이, 석고, 시호 등을 가감하여 2~3개월 꾸준히 복용하여 완치되었다.

만성 축농증이 되면 코에 농이 생겨 코가 막히고 누런 콧물이 나오며 코가 목뒤로 넘어가 고생을 한다. 머리가 무겁고 아프기 때문에 공부하기가 싫어지므로 치료를 서둘러야 한다.

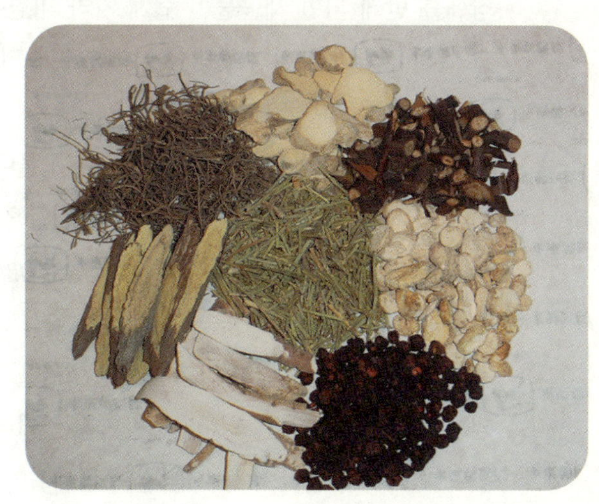

7. 1년 내 감기를 달고 살던 감기 박사의 치료

감기 바이러스에 의하여 콧속의 점막층에 위치하는 섬모 기능이 장애를 받게 되면 세균들이 쉽게 자라 비염이 생긴다. 그렇게 되면 코 안의 점막과 부비강 점막이 부어오르게 되며, 부비강의 자연 배출구들이 막혀 분비물 배출이 안된다.

부비강의 점막에서 분비된 점액이나 콧물이 비강으로 옮겨지는데, 점막에서 염증이 생기면 분비물이 부비강으로 흘러 들어가 콧물이 가득 차게 된다. 그래서 이 질환을 축농증蓄膿症이라 부른다. 보통 축농증이라 하면 만성 축농증을 말한다.

해마다 수능 시험일이 가까워지면 병원을 찾는 고3 수험생들이 의외로 많다. 대개 학년 초부터 중반까지는 어떠한 신체 이상이 있어도 참고 버티다가 결국 수능 시험일 무렵에서야 그로기 상태가 되어 찾아오는 것이다.

S고등학교에 다니는 18세 C군. C군은 초등학교 때부터 툭하면 감

기에 걸려 친구들 사이
에서도 '감기박사' 란
별명이 붙을 정도로 자
주 감기를 앓았다. 1년
중 감기에 걸리지 않고
넘어가는 달이 없었을
정도였고, 심지어 작년
까지도 그렇게 지내왔
다.

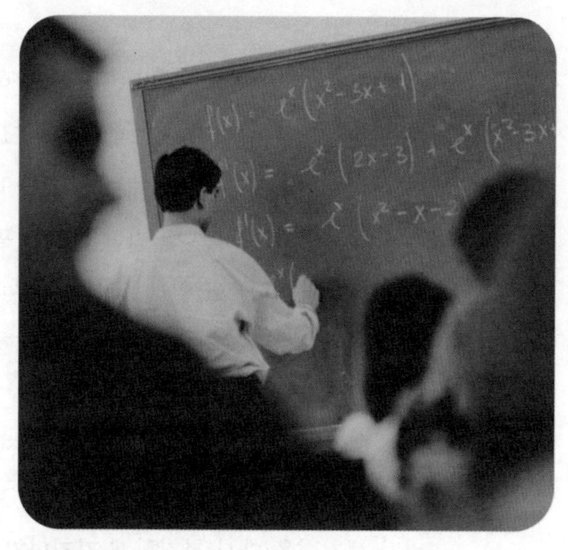

　처음에는 단순한 감
기인 줄로만 알고 그때
그때 아플 때마다 이비인후과나 내과를 다니며 치료를 받았다. 그러
다 근래에 와서야 이 병이 알레르기 비염이라는 것을 알게 되었다.
그러다 작년부터는 축농증까지 겹쳐 공부조차 제대로 할 수 없게 되
었다. 시험이 바로 내일 모레인데, 뭔가 빠른 치료법이 없겠냐고 안
타까운 표정으로 필자를 쳐다보았다.

　사실 C군과 같은 수험생들이 참 많다. 가장 딱한 것은 알레르기 비
염과 만성 축농증이 함께 나타나는 경우로 그 고생은 이루 말할 수 없
을 정도이다.

　알레르기 비염 환자는 모닝 어택을 시작으로 괴로운 하루를 보낸
다. 아침에 일어나자마자 발작적으로 지속되는 재채기와 물같이 흐
르는 맑은 콧물로 짜증스럽기만 하다.

　C군의 경우에는 자세한 진찰을 통해 증상을 파악한 뒤 한약을 먹
도록 처방했다. 물론 약을 거르는 일 없이 꾸준히 복용하도록 했다.
그 결과 3개월 만에 그 심한 코 알레르기와 축농증이 한꺼번에 가라

앉았다.

하지만 증세는 거의 없어진 반면 코 안에 딱지가 잘 생기고 콧물이 자꾸 목구멍으로 넘어간다고 했다. 왜 그럴까? 마음 속으로 짚히는 데가 있어, 약 복용과 함께 해보라고 한 비강 세척법은 얼마나 해보았느냐고 물었더니 처음 몇 번만 하다가 말았다고 실토했다.

그것이 문제였다. 코 알레르기 체질은 개선했으나 축농증이 완전히 치료되지 않는 사람들은 비강 세척을 하면 쉽게 낫는데 이것을 게을리한 것이다.

사실 비강 세척법은 누구에게나 금방 친숙해질 만한 치료법은 아니다. 하지만 한번 두번 습관처럼 해나가다 보면 차츰 적응할 수 있다.

비강 세척법을 다시 철저하게 지켜나가기 시작한 C군은 그 확실한 결과에 깜짝 놀랐다. 그를 면담하고 치료를 시작한 지 5개월 뒤, 콧속의 가려움증도 완전히 없어졌고 성적도 몰라보게 향상되었다.

8. 공부도
인생도
체력전이다

몸이 건강하지 않고서는 그 어떤 성공도 그림의 떡이다. 스트레스를 줄이고 체력을 높이는 것, 그것이 자신이 원하는 일을 하기 위한 가장 기본적인 조건이다.

해마다 수능 시험철이 다가오면 수험생과 재수생은 물론 가족 모두가 초조함과 긴장감에 사로잡히게 된다. 두통과 불면증, 소화불량 등 갈수록 심각한 문제로 떠오르고 있는 '수험생 증후군'. 학생들에게는 여간 고통스러운 짐이 아닐 수 없다.

그럼 어떻게 하면 이 수험생 증후군 없는 건강한 학창시절을 보낼 수 있을까? 그것은 수험생 본인과 가족들의 철저한 생활관리와 마음먹기에 달려 있다.

현실적으로 정기적이고 충분한 휴식을 취할 수 없는 것이 수험생의 처지이지만, 적극적이고 긍정적인 사고를 가지고 작은 일상생활에서 하나하나 개선해 나가면 좋은 결과를 가져올 수 있다.

입시를 맞이하는 수험생들에게 가장 문제되는 것이 막바지 건강관리 법이다. 본인에게는 1분, 1초가 아쉽겠지만 오히려 숙면을 취하면서 집중력을 유지하는 것이 효율적이다.

그리고 공부에 대한 중압감 때문에 수면시간을 줄이는 것은 좋지 못하며, 하루에 최소한 다섯 시간은 자야 집중력, 암기력을 유지할 수 있다. 낮에 졸리지 않더라도 잠이 부족하면 자신도 모르게 학습능력이 떨어지게 된다. 그러므로 잠을 줄이는 것은 오히려 역효과를 가져올 수 있다.

적당한 수면을 취하면서도 일찍 일어나는 훈련이 필요하다. 수면과 같은 생체리듬은 어느 날 하루 아침에 조절될 수 있는 성질의 것이 아니기 때문이다. 수능시험 시간에 맞춰 기상시간을 조절해야 시험 당일에도 무리 없이 최고의 컨디션을 유지할 수 있다.

잠의 질도 문제가 된다. 숙면을 취하기 위해서는 평소 불면증이 있는 학생이라면 낮잠을 피하고 규칙적인 운동을 하는 것이 좋다. 커피나 홍차 등 카페인이 함유된 음료는 오전에 마시고, 잠자기 한 시간 전에 따뜻한 물로 샤워하면 숙면에 도움이 된다. 따뜻한 우유를 마시는 것도 숙면을 취하는 데 도움이 된다. 우유에 함유된 칼슘은 신경을 안정시키는 효과가 있다.

수험생 가운데는 만성 피로 증세를 보이는 경우도 많다. 이것도 수면과 연관되어 있다. 미국 질병통제센터에서는 '쉬어도 낫지 않고 일상 생활에 막대한 지장을 초래하는 원인 불명의 피로가 6개월 이상 계속되는 증세'를 만성 피로로 정의하고 있다. 이 질환이 있으면 늘 큰 병이 있는 것처럼 온몸이 나른하고 항상 졸립다. 잠을 자도 피로가 풀리지 않고 머리가 아프며 집중력과 의욕이 떨어진다.

이 만성 피로 증후군을 해결할 수 있는 가장 좋은 방법은 잠을 잘 자두는 것이다. 이것이 의사들이 권하는 제 1의 처방이다. 이때 얼마나 오래 자는가가 문제가 아니라 얼마나 깊이 잘 수 있는가, 숙면의 정도가 문제시된다. 적은 시간이라면 숙면하는 것이 대단히 중요하다.

또는 가족과 대화를 나누거나 잠시 쉬면서 정신적인 휴식을 갖는 것도 피로를 푸는 좋은 방법이다. 수면이든 일상생활 속에서든 지나친 긴장으로 경직된 심신을 아무런 경계 없이 편안히 이완시켜 주는 휴식법이야말로 제 2의 에너지 발산을 위한 가장 기본적인 조건이 되는 것이다.

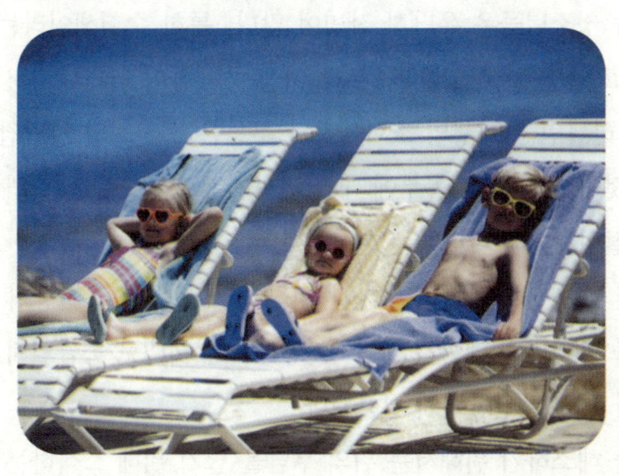

9. 수험생병,
   이렇게 막는다

요즘 청소년들은 유난히 잔병이 많다. 특히 수험생이라는 이름표만 달고 나면 일상 생활 중 온갖 이상 증세들이 나타나기 시작한다. 그 중 하나인 수험생의 소화불량과 두통은 정신적인 압박감에서 나오는 것이 보통이다. 공부에 대한 지나친 스트레스로 비장과 위장 기능이 떨어지면서 나타나는 현상이다.

일단 소화불량으로 고생하기 시작하면 학습에도 지장이 생긴다. 소화가 안되면 뇌에까지 가야 할 영양소가 제대로 공급되지 않아 늘 머리가 무겁고 집중력이 저하된다.

이를 해소하기 위해서는 위의 부담을 덜기 위해 소식하는 것이 좋다. 규칙적인 식사를 하되 조금씩 자주 먹는 것이 좋고, 자극적인 음식은 피하도록 한다.

수험생의 두통은 대부분 긴장성 두통이다. 시험을 보고난 뒤 느끼는 두통이 그 예이다. 두통은 주로 늦은 오후나 저녁에 발생하며 피로하다 싶을 때 자주 재발한다.

진통제를 쓸 경우에는 아스피린이나 타이레놀 등 가벼운 진통제가 좋으며, 항우울제 등의 약물을 복용할 때는 전문의와 상담해야 한다.

약물 이외의 요법으로는 샤워법이 있다. 따뜻한 물로 샤워를 하면 혈액 순환이 잘 되고 기분이 안정돼 두통이 해소된다. 따뜻한 물에 고춧가루 약 2스푼을 타서 20분 정도 발을 담그는 것도 두통 해소에 효과적이다.

수험생들의 정신적 안정을 위해서 향기요법도 있다. 목욕할 때 클라리 세이지를 4방울, 베르가못을 2방울, 베이질을 4방울 목욕물에 떨어뜨려 목욕한다. 목욕 자체가 주는 심신 이완 작용도 있을 뿐만 아니라 여기에 아로마 효능이 배가돼 좋은 정신적 안정 효과를 얻을 수 있다.

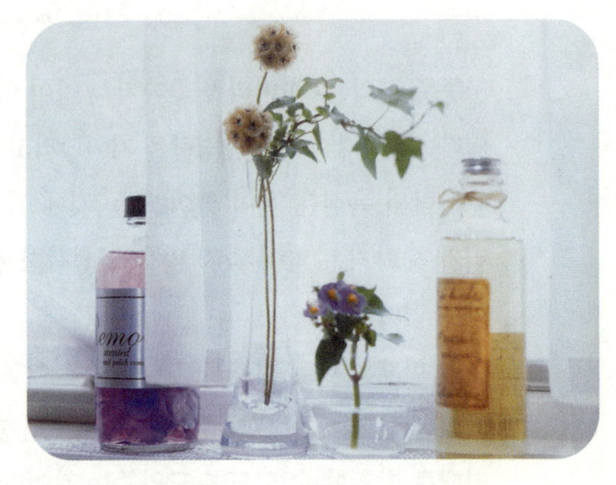

스트레스에 쌓여 편두통이 있을 때는 라벤더 3방울과 캐모마일 1방울을 혼합하여 티슈에 떨어뜨려 흡입하면 도움이 된다.

음식을 이용하는 방법도 있다. 시금치, 미나리, 무, 생강, 파, 된장, 꿀 등이 두통 해소에 좋고, 수분과 염분이 많은 음식은 피하는 것이 두통을 덜어주는 방법이다.

10. 머리 맑아지는 약

종종 한약 중에 머리가 좋아지는 약이 있느냐고 문의하는 사람들이
있다. 혹은 다짜고짜 총명탕을 지어달라고 떼를 쓰는 사람도 있다.

사람의 욕심은 끝이 없어 모든 것에 가능성을 둔다. 그래서 혹 머
리가 좋아지는 약이 있지 않을까 생각하는데, 머리가 좋아지게 하는
약은 없다.

단 현재의 머리 상태를 최상으로 끌어올리는 약이 있을 뿐이다. 두
뇌의 발달 상태는 그대로지만 두뇌의 환경을 맑게 하여 가진 능력을
최대로 발휘할 수 있도록 도와주는 것이다.

한의원에서 지어주는 총명탕이란 것도 머리가 좋아지게 하는 약이
라기 보다는 두뇌를 맑게 해주는 처방의 일종이다.

한의학에서는 머리를 맑게 하여 두뇌 발달을 도와줄 수 있는 나이
를 세 살까지로 본다. 따라서 세 살까지는 한약이 두뇌의 발달을 직
접적으로 도울 수 있고, 세 살 이후로는 직접적인 두뇌의 발달은 안

되지만 자신이 가지고 있는 지력을 효과적으로 발휘하도록 간접적으로 돕는 것이다.

아이큐를 높이는 약은 없다. 그러나 머리를 맑게 하는 약은 있다. 다름 아닌 정신집중력을 키워주는 것이다. 왜냐하면 집중력이 높아지면 자기의 능력을 최대한 높일 수 있기 때문이다. 집중력을 높이기 위해서는 머리를 맑게 해야 한다.

하지만 열이 위쪽으로 몰리게 되면 머리가 혼탁해져 집중력이 떨어지고 정신상태가 산만해진다. 몸 속에 열이 많은 상태에서 따뜻한 기운이 많은 약을 먹는다면 집중력은 당연히 떨어진다.

실제로 간肝이나 심心의 기운이 너무 항진되어 주위가 산만하고 집중력이 떨어지는 아이나, 열이 많아서 잠시도 가만히 앉아 있지를 못하는 아이에게 열을 식히는 처방을 하면 훨씬 안정되고 침착해지는 것을 볼 수 있다.

아이들에게 인삼이나 꿀처럼 열성 음식을 많이 먹이거나 약을 장기간 복용케 하는 것은 좋지 않다. 집중력이 떨어지기 때문이다.

그러므로 수험생에게는 대추차와 녹차를 끓여 마시게 하는 것이 좋다.

머리를 맑게 하는 음식으로는 채소나 과일 등이 좋고, 맵거나 기름지고 단 음식들은 머리를 혼탁하게 함으로 피하도록 한다.

청소년기의 수험생에게도 이처럼 열이 위쪽으로 몰리는 것을 잡아주면 공부 능률도 훨씬 오르게 할 수 있다.

11. 뇌를
좋게 하려면

고등학교 2학년인 C양이 어머니와 함께 내원하였다. 중학교 때부터 줄곧 우등을 했으나 고등학교 2학년이 되면서 차츰 성적이 하락했으며 시험 때면 불안, 초조, 강박관념 등이 나타난다고 말하였다. 책을 보아도 머리에 들어오지 않고 책상에 앉아 있으면 잡생각만 나며 영어 단어를 외워도 하루가 지나면 잊어버린다고 하였다. 갑자기 일어서면 어지럽고 배와 손발은 차며 월경시 배아픔이 심해 종종 결석했으며 아침에 일어나기 어렵다고 호소하였다.

이 여학생은 청뇌탕에 산조인을 가미하여 2개월 복용하고 제반 증상이 없어졌다. 청뇌탕은 약명 그대로 뇌를 맑고 깨끗하게 하여 주는 처방으로 구성되어 있다.

수험생이나 예비수험생에게는 최고의 명약이다. 청뇌탕에는 수험생의 체력을 보강시켜주는 약에다가 원지석창포, 원육, 익지인, 천마 등 뇌의 피로물질을 빨리 제거시키고 뇌력을 증진하는 약들이 첨가

되어 있다.

우리의 몸에는 각 부분마다 필요한 에너지가 있어야 잘 활동할 수 있다. 몸에도 힘이 있어야 건강이 좋듯이 뇌에도 뇌력, 즉 뇌의 신경을 유지하는 힘이 충분해야만 기억력과 집중력, 사고력과 창조력 등이 생기는 것이다.

몸이 약하면 보약을 먹듯이 뇌력이 약하면 뇌의 기능을 돈독히 해주는 뇌영양제를 복용해야만 한다.

건뇌시키는 식품으로는 호도가 있다. 호도는 그 성질이 온화하며 맛은 고소하고 독성이 없다. 예로부터 호도는 건뇌제로 널리 알려져 있다. 호도는 신체를 건강하게 하며 피부를 윤기있게 해주고 두발을 까맣게 한다. 또 신장과 혈기를 도와주며 두뇌를 활성화시킨다. 호도의 속 모양은 마치 사람의 뇌의 모습과 비슷하다. 한약은 약의 모양 색깔 맛 등에 의해서도 그 효과가 다르다. 호도가 뇌를 좋게 하는 것은 그 형태가 사람의 뇌와 닮았기 때문이다.

뇌를 좋게 하는 음식으로는 첫째, 칼슘이 많이 들어있는 식품으로 멸치 해조류, 뼈째 먹을 수 있는 생선 등이다. 이는 뇌신경의 흥분을 진정시키고 기억력을 증진시킨다.

둘째, 불포화지방식품인 참기름, 콩기름, 땅콩, 호박씨, 해바라기씨가 좋은데 이는 뇌신경을 강하게 해준다.

셋째, 비타민 C를 많이 섭취시키는데 이는 뇌신경활동을 정상화시켜 주며 감기예방에도 좋다.

학생들이 설탕이 너무 많이 들어 있는 과자류나 콜라, 사이다 등 청량음료수, 아이스크림 등 인스턴트 식품을 너무 자주 먹으면 뇌신경이 지나치게 자극을 받아 신경과민 상태에 빠지므로 삼가해야 한다.

12. 기억력
재생과 효과가 좋은 녹용

녹용은 어른에게 좋지만 아이들에게도 좋은 효과를 나타낸다. 발육상태가 저조하고 감기에 자주 걸리는 어린이가 녹용을 복용하면 식욕이 증진되고 성장과 발육이 왕성해지며 잔병치레를 현저하게 저하시킬 수 있다.

'우리 아이 머리가 좋았으면….'

자식을 키우는 부모라면 누구나 이런 바람이 있다. 특히 수험생을 둔 부모는 자녀에게 과외를 시키거나 학원에 보내는 것도 좋고 학습환경을 조성해 주는 것도 중요하지만 세심하게 신경을 써서 두뇌 보약과 두뇌가 좋아지는 음식 등을 섭취시키는 것도 그에 못지않게 중요하다.

환자에게서 많이 듣는 질문 가운데 하나가 녹용을 먹으면 머리가 나빠지거나 살이 찌지 않는가에 대한 것이다.

그것은 잘 모르고 하는 말
이다.

아이들이 녹용이나 그 배
합처방들을 복용했을 때에
부작용이 생기거나 두뇌가
나빠지는 것이 아니라 현저
하게 학습열이 높아지고 기
억력이 향상되면서 학업성
적이 상승된다.

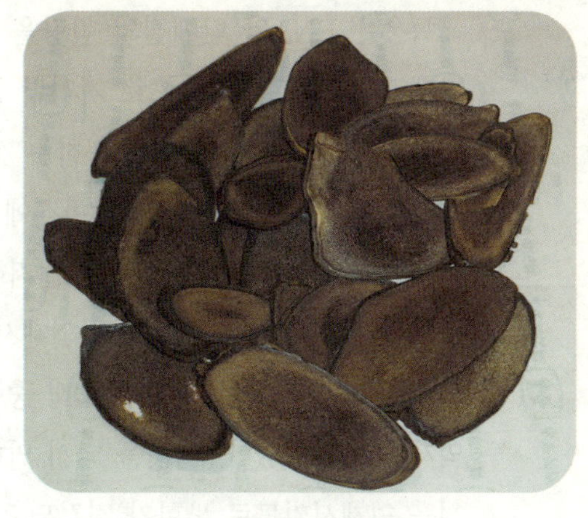

최근에 「경희대 한의과 대한 본초학 교실」의 안덕균 교수가 발표
한 논문에 의하면 녹용은 다음과 같은 효능을 보인다고 한다.

간보호 작용, 혈당강하 작용, 조혈 작용, 면역기능 향상 작용, 강심
작용, 항스트레스 작용, 성장발육 촉진 작용, 항노화 작용이다. 또한
녹용은 뇌대사에 관여하여 어린이로부터 노인에 이르기까지 기억력
을 재생시키고 건망을 해소시키는 데 탁월한 반응을 일으키고 있다.

사람이 늙어간다는 것은 대뇌기능의 노화작용과 밀접한 관계가 있
다. 노화에서 상징적으로 나타나는 것이 기억 감퇴 현상이며 이로 인
하여 의기소침할 때가 많아지게 된다. 이 때에 녹용을 복용하면 기억
력 재생 효과가 나타나는 것을 알 수 있다.

녹용 속에 들어있는 인지질류의 화합물은 생쥐의 학습과 기억 능
력에 양호한 반응을 일으켰다. 녹용을 복용한 생쥐가 찾아나가기 힘
든 미로 실험과 조건 반사 실험에서 가속도가 붙어 학습력 증가와 기
억 능력 향상을 입증하였다. 그리고 에틸알코올과 다른 시약으로 추
출한 녹용을 학습과 기억력 장애를 일으킨 생쥐에게 복용시켰을 때
에 역시 회복 작용이 현저하게 나타났다.

녹용은 RNA와 단백질의 함량을 증가시키므로 결국은 뇌조직의 단백질 합성 촉진 반응으로 기억력 증가에 효력을 나타내고 또한 이 것은 항노화 작용을 보이기도 하는 것이다.

사람이나 동물은 나이가 많아짐에 따라 뇌조직 중에 MAO의 활동이 높아지고 특별히 MAO-β가 현저하게 증가된다. 녹용의 인지질이 바로 이런 퇴화현상을 확실히 억제시키고 있다. 그리고 뇌와 간조직의 MAO-β 활성, 특별히 뇌조직 중에 MAO-β의 활성을 가장 높게 억제시키고 있었다. 이것을 다시 말하면 뇌조직 중에서 MAO-β 활성을 억제시키므로 노화가 경감되고 기억 촉진 반응이 있게 된다는 것이다.

이것은 녹용의 인지질이 SOD활성을 높이고 과산화지질의 소산물인 MDA의 생성 작용을 억제시키면서 세포막 안에 대량으로 쌓이게 되는 지방의 감소 작용으로 기억력이 촉진되고 노화가 억제되게 한다는 것을 뜻한다.

임상적으로도 총명탕이나 귀비탕에 녹용을 배합한 처방은 기억력 증진과 건망 해소, 치매 예방에 탁월한 반응을 얻고 있다.

뇌는 우리 몸에서 가장 열량을 많이 사용하는 기관이다. 따라서 뇌의 활동을 돕기 위해서는 그 만큼의 충분한 열량공급이 필요한 것이다. 뇌에 자극을 많이 줄 수 있는 학습 환경을 조성해 주고, 뇌 발달에 좋은 영양을 충분히 섭취하며, 뇌 기능을 좋게 하는 녹용 보약 등을 먹이면 확실히 두뇌가 명석한 아이로 키울 수 있다.

K군은 고등학교 1학년으로 중학교 때는 성적이 반에서 5
등 이내였으나 고등학생이 되면서 성적이 떨어지기 시작하
여 반에서 중간을 맴돌게 되었다.

부모는 학원에 보내고 과외를 충실히 시켰으나 성적은 그
대로였다. 학교공부에 스트레스가 많았고 정신집중이 되지
않았다.

청뇌탕에 녹용을 가미하여 한 달에 2제씩 6개월간 복용했
다. 그 후 체력이 좋아지면서 하루 4시간만 자는데도 힘들어
하지 않게 되었다.

6개월 만에 1~2등을 다툴 정도로 학교성적이 향상되었다.
그 후 녹용을 빼고 청뇌탕을 6개월간 더 복용시켰다.

녹용 –
성장촉진과
축농증 치료 효과

L군은 초등학교 3학년으로 키가 110cm로 다른 아이에 비해 10cm 정도가 작아서 부모가 고민을 많이 했다. 평소 코 알레르기로 콧물, 코막힘이 심해 저녁에 잘 때도 입으로 숨을 쉬는 구강호흡을 하고 늘 학업 중에도 입을 벌리고 산만하여 오랫동안 책상에 앉아 있질 못했다.

6세 때에는 기침천식으로 병원에 수차례 입원하기도 했다고 한다.

L군은 코알레르기에 의한 저신장 어린이로 진단하여 코알레르기약인 소청룡탕에 키를 크게 하고 머리를 좋게 해주는 녹용과 청뇌탕을 합방하여 10개월간 꾸준히 복용시켰다.

그 결과 1년여 만에 25cm가 성장하여 135cm가 되어 정상에 가깝게 성장하였다. 코도 좋아져 콧물, 코막힘이 소실되었다.

지금은 밝은 성격에 공부 잘하는 모범생이 되었다.

13. 집중력을 높이려면

집중력을 높이려면 우선 몸에 병이 없어야 한다. 복통, 설사, 생리통, 두통, 비염, 요통, 목의 뻣뻣함, 머리의 무거움 등 사소한 질병이라도 있으면 집중력을 떨어뜨린다.

예로부터 '공복 시에 공부가 더 잘 된다'는 말을 들은 적이 있을 것이다. 위장에 부담이 되는 음식과 과식은 뇌 혈류량을 저하시키고 기억력을 감소시킨다. 따라서 뇌에 노폐물도 많게 된다.

그러므로 과식하지 말고 매일 제 시간에 적당량의 식사를 하고, 간식은 유동식이나 음료수 정도로 하는 것이 좋다.

공부를 잘하는 사람들의 이야기를 들으면 소화가 안될 것 같은 음식은 거의 먹지 않았다고 한다. 이는 위장에 부담이 되는 음식이나 과식은 집중력을 떨어뜨린다는 것을 경험적으로 알기 때문이다. 밤 늦게까지 공부하다가 배가 고파서 간식을 먹고 나면 그 때부터 졸리는 것을 흔히 경험했을 것이다. 공부하는 것보다 조는 시간이 더 많을 것이다. 그러므로 간식은 가볍게 먹어야 한다.

음료수의 선택도 중요하다. 성격이 예민하거나 스트레스를 잘 받는 수험생은 달콤한 음료를, 쉽게 잘 졸리고 무딘 성격은 설탕과 프림을 제외한 커피를, 위장이 예민하거나 신물이 나는 경우는 생강차를 마시는 것이 좋다.

"책상 앞에 오래 앉아 있으면 허리가 아픕니다."

허리가 아프다는 것은 앉는 자세가 바르지 못하다는 것이다. 어릴 때부터 바른 자세로 앉게 하는 것은 척추를 곧게 자라게 하기 위해서인데 아이들은 그것도 모르고 편하게 앉으려고만 한다. 그래서 척추가 곧게 자라지 못하는 것이다.

기울어진 자세는 척추측만증을 일으킬 수 있다. 등을 구부리고 엎드려서 공부를 하는 습관이 있으면 척추디스크 손상을 일으킬 수 있다.

몸에 힘을 빼고 바른 자세로 앉고 허리에 가벼운 쿠션을 대 주어 허리의 만곡을 만들어 주는 것이 좋다. 바른 자세는 정신을 바르게 하며 집중력을 향상시킨다.

적절한 휴식과 운동도 중요하다. 단 10분의 휴식시간이라도 이를 잘 활용하면 집중력을 높일 수 있다. 가볍게 목운동과

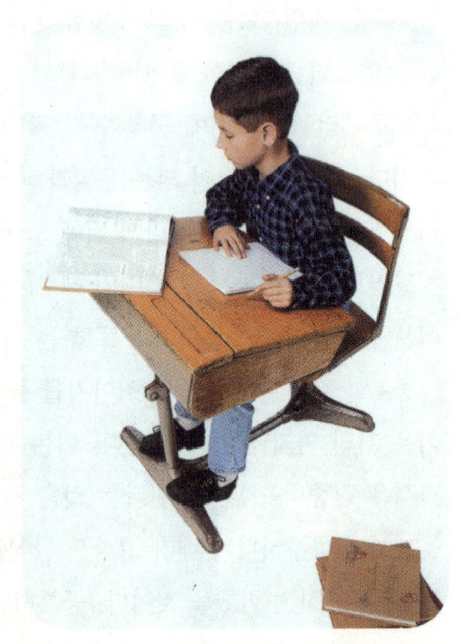

허리운동을 해주고 눈 주위나 뒷목 어깨부위를 주물러 준 다음 눈을 감고 자신의 호흡을 100번 정도 헤아린다. 그리고 손을 비벼 눈과 머리를 만져준다.

그리고 가장 손쉽게 할 수 있는 운동은 기지개를 켜는 것이다. 기지개를 켜면 졸음이 도망간다. 그리고 굳어져 있던 척추를 풀어주고 뇌순환을 촉진시켜 머리를 맑게 한다.

두개골의 움직임은 정상인의 경우 1분에 6~12회 움직인다고 한다. 그러나 스트레스에 의하여 뇌경막이 굳어지고 두개골의 재밍현상이 생기면 집중력이 떨어지고 기억력 장애가 생긴다.

가벼운 두개골의 재밍현상은 다음과 같은 방법으로 이완되어지고 풀어진다. 의자에 앉아서 두 손을 깍지끼고 엄지를 가볍게 마주 대고 자신의 호흡을 느낀다. 호흡이 안정된 상태에서 100회를 고요히 숨을 쉬고 나서 손을 비벼 눈주변과 머리를 가볍게 눌러 주면 졸음이 없어지고 피로가 풀리고 눈이 밝아지고 집중력이 향상될 것이다.

만약 위의 방법으로도 집중력이 생기지 않는다면 한약차나 추나요법으로 치료하는 것이 좋다. 추나요법은 두통과 머리가 맑지 못할 때, 그리고 요통을 치료할 때도 사용하는 요법이다.

14. 집중력을 높이는 차와 한약

"집중력이 워낙 없어서 걱정인데 한약을 먹으면 성적이 올라간다면서요?"

도무지 집중이 안되고, 몇 시간을 책상 앞에 앉아 달달 외운다 해도 그때뿐이라는 고등학교 3학년인 J군. 그의 고민은 돌아서면 금방 잊어버린다는 것이다.

〈동의보감〉에는 잘 잊어버리는 이유를 심장과 비장, 두 경락 때문이라고 하였다. 심장과 비장은 사색하는 것, 다시 말해 머리를 쓰는 일들을 주관한다.

수험생 경우에는 사색하는 것이 도를 지나쳐서 심장과 비장이 제 기능을 못하게 되는 것이다. 한 마디로 심비허손心脾虛損한 상태이다.

이렇게 되면 집중력과 기억력이 떨어지면서 건망증이 심해지게 된다. 이럴 때는 사색을 주관하는 심장과 비장의 기능을 잘 보해주고 최상의 기능을 할 수 있도록 돕는 약재로 효과를 볼 수 있다.

우리가 늘 먹는 식품 중에도 이런 역할을 하는 것들이 의외로 많다.

차라고 하면 보통 차나무 잎을 말린 다음에 그 잎을 달여 마시는 녹차를 생각하지만, 차잎은 모든 요리에 응용할 수 있는 좋은 식품이다.

차는 혈액 순환에도 좋고, 심장도 튼튼하게 하며, 이뇨 작용도 도와준다. 또한 피로를 풀어주는 효과도 크다. 카페인 성분이 있으나 아주 약하고, 위에 부담을 주지 않는다. 비타민C 또한 풍부하다.

무엇보다 사고력을 길러주고 졸음이 오는 것을 막는 작용이 있으니 수험생들에게 권할 만하다. 약간 쓴 맛이 나서 열을 내려 머리와 눈을 맑게 하고 음식을 잘 소화시키는 작용도 한다.

차잎을 응용하여 만들 수 있는 음식은 채소를 넣어 만들 수 있는 모든 요리라고 해도 지나치지 않다.

■ 차잎 잣가루 무침

'차잎 잣가루 무침'은 집중력을 높이는 데 아주 좋다. 차잎 30g, 잣가루 1큰술, 진간장 2큰술, 다진 마늘 2작은술, 참기름만 있으면 된다.

만드는 과정은 다음과 같다

1. 끓는 물에 소금을 넣고 차잎을 데친다.
2. 데친 차잎의 물기를 꼭 짠 후 다진 마늘을 넣고 조물조물 무치다가 참기름과 잣가루를 넣는다.

이번에는 집중력을 높이는 한방 처방 몇 가지를 소개할까 한다.

■ 반하백출천마탕

몸이 천근 만근 무겁고, 손과 발이 차며, 머리가 아프고, 어지러울 때 쓴다. 비위허약脾胃虛弱으로 인한 두통에도 효과가 있다.

처방은 반하, 진피, 맥아, 생강 각 6g, 백출, 신곡 각 4g, 창출, 인삼, 황기, 천마, 백복령, 택사 각 2g, 건강 1.2g, 황백 0.8g이 들어간다.

복용법은 하루에 세 번, 식사 후 30분에 복용한다.

■ 귀비탕

〈동의보감〉에 '귀비탕歸脾湯'은 '근심과 사색을 지나치게 함으로써 심장과 비장을 상하게 하여 생기는 건망증이나, 별 이유가 없는 데도 갑자기 가슴이 두근거리고 스스로 자제할 수 없을 때 효과가 있다'고 하였다.

처방은 당귀, 용안육, 산조인, 원지, 인삼, 황기, 백출, 백복령 각 4g, 목향 2g, 생강, 대추 각 6g이 들어간다.

복용법은 하루에 세 번, 식사 후 30분에 복용한다.

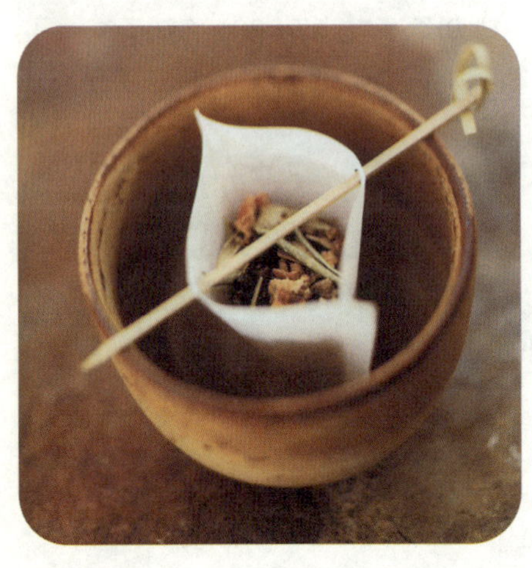

특히 수험생은 계속되는 긴장과 수면 부족, 과다 수업 등이 누적돼 있는 상태이다. 조금만 관심을 갖고 신경을 써주면 집중력을 높일 수 있다.

15. 수험생에게 좋은 음식과 요리법

수험생의 피로를 없애주는 두 가지 음식 '황기 만삼 두부 탕수' 와 '콩가루 감자찜' 을 소개할까 한다.

■ 황기 만삼 두부 탕수

황기는 콩과에 속하는 다년생 약재로, 성질은 약간 따뜻하고 맛이 달며 독이 없다. 허약하고 마른 사람에게도 좋다. 기를 돋워주고 살 찌게 하며 추웠다 더웠다 열이 나는 것을 막아준다.

〈동의보감〉에서는 기가 허하여 나는 식은땀을 멎게 한다고 하였고, 〈방약합편〉에서는 모든 허증을 다스리며, 기를 돋워주고, 소화기를 건강하게 하며, 열을 없애고, 종기가 생겼을 때 농을 배출시키며, 혈액 순환을 촉진한다고 하였다.

뿌리를 약재로 쓰는데, 건재상에서 파는 황기는 가을에 뿌리를 캐어 씻은 후에 꼭지 부분을 자르고 잔뿌리를 손질하여 말린 것이다.

뿌리가 길고 곧으며, 꺾어보았을 때 솜처럼 부드러운 섬유질이 드러
나는 것을 택한다.

만삼蔓蔘은 도라지과에 속하는 여러해살이풀로 뿌리를 말려 약으
로 쓴다. 단맛과 독특한 냄새가 있다. 소화 기능을 높이고 기운을 돋
우는 효과가 있다.

〈본초학〉에서는 소화기가 약하거나 호흡기가 약한 경우 병을 앓아
허약해졌을 때 효과가 크다 하였다. 단 설사 증세가 있을 때는 쓰지
않는다.

몸에 좋은 것이라고 해서 애들이 먹을 리 만무하다. 그러므로 아이
들이 좋아하도록 맛 또한 좋아야 한다. 그래서 황기와 만삼을 두부와
함께 요리하여 주고자 하는 것이다.

'황기 만삼 두부 탕수'를 만들기 위해서는 두부 1모, 황기 또는 만
삼가루, 녹말가루 1컵, 달걀 1개, 당근, 표고버섯, 양파, 피망, 설탕,
식초 각 3큰술, 진간장 2큰술, 참기름 1작은술, 후춧가루, 녹말가루,
식물성 튀김기름, 육수가 필요하다.

만드는 과정은 다음과 같다.

1. 달걀과 물, 녹말가루를 섞어 반죽할 때 황기나 만삼가루를 함께 섞는다.
(황기나 만삼가루는 한약 건재상에서 분말 상태로 사거나, 분쇄기에 갈아서
쓴다.)
2. 두부는 밑간을 하여 노릇노릇하게 지진다.
3. 육수에 설탕, 식초, 진간장, 참기름, 후춧가루, 녹말가루를 섞은 후에 준
비한 채소를 넣어 팬이 뜨거워지면 한 번에 붓고 되직해질 때까지 젓는다.
4. 구운 두부에 탕수를 얹는다.

■ 콩가루 감자찜

검정콩은 이뇨 작용을 도와주면서 체내의 독을 거르는 작용을 한다. 또한 콩은 소화기를 튼튼히 하며 장을 보호하는데, 오래 먹으면 몸이 무거워진다. 대두는 암 예방에 효과가 있으며, 까치콩은 스트레스 해소에 도움이 된다.

감자는 비타민C가 풍부한 식품이다. 성질은 매우 차서 위장의 열을 내리며 갈증을 멎게 한다. 이뇨 작용을 하여 몸 안에 불필요하게 쌓인 수분을 없애거나 술독을 푸는 데 좋다. 생감자를 강판에 갈아 컵에 담궈 놓았다가 앙금을 먹으면 위궤양에 효과가 있으며, 소화 작용을 돕는다.

감자 1개, 날콩가루 반 컵으로 만들 수 있는 쉬운 음식이 바로 '콩가루 감자찜' 이다.

만드는 과정은 다음과 같다.

1. 감자는 너무 두껍지 않게 반달썰기를 한다.
2. 감자에 날콩가루를 고루 묻힌다.
3. 날콩가루를 묻힌 감자를 찜통에 찐다.

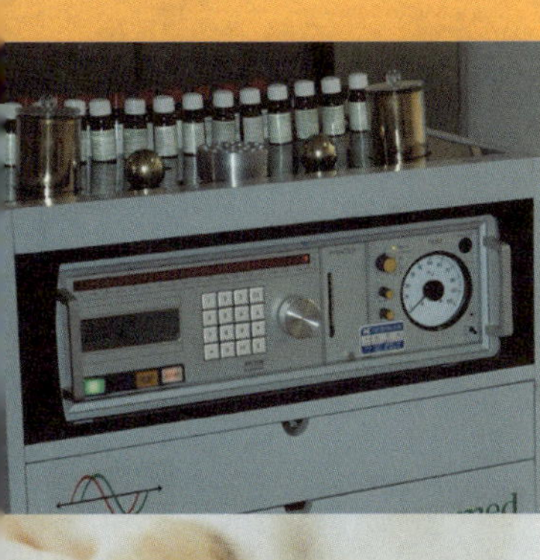

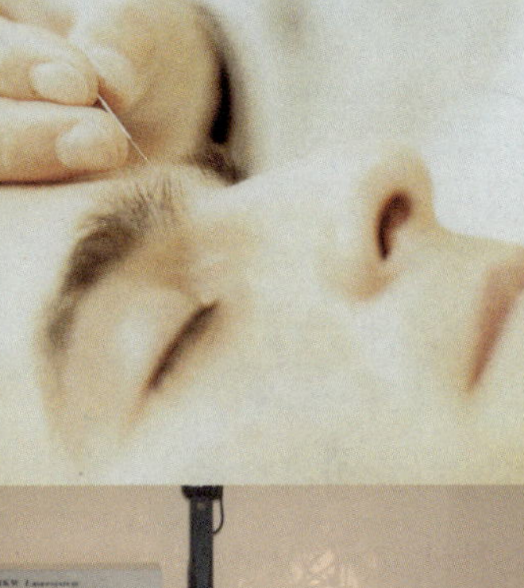

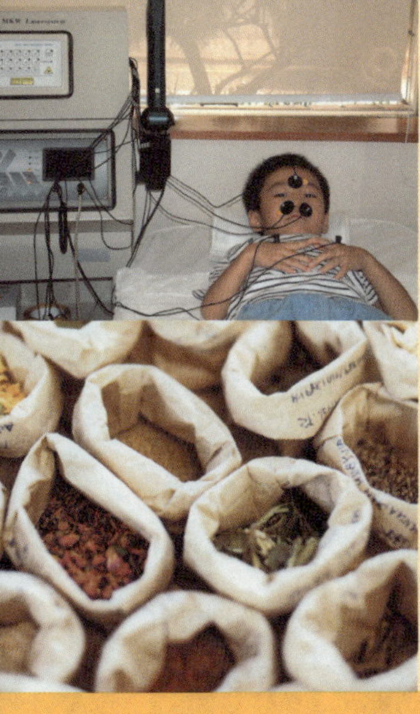

Chapter 6

알레르기 비염·
축농증 치료법

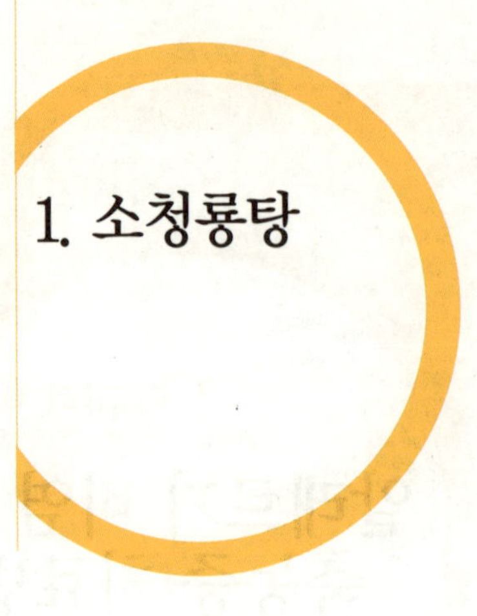

1. 소청룡탕

알레르기성 비염, 축농증, 천식에 탁월한 효과가 있다고 알려진 한약이 소청룡탕이다. 중국 후한시기부터 감기, 해소천식, 각종 고뿔에 탁월한 효과가 있다고 알려진 소청룡탕은 시대를 거슬러 올라가면 그 연조가 이천 년 남짓된 오래된 약이다.

후한 말기 무렵 장사 지방의 태수 장중경이 쓴 상한론傷寒論에 보면 내부에 수독증이 있어 코 질환이나 기침을 하는 환자는 소청룡탕이 치료 효과가 있다고 나와 있다.

보통 소청룡탕은 마황6g, 백작약6g, 오미자6g, 감초6g, 건강4g, 세신4g, 계지4g 반하 등 8가지 약초로 구성된다.

그 중 마황은 가래를 삭히고 이뇨작용을 하며 기관지 확장을 돕는 성분이 있다. 백작약은 소염 작용을 하고, 오미자는 기침을 치료하고, 세신은 소염과 기침 치료 효과가 있다. 반하는 기침을 억제하며 가래를 제거하고, 계지는 혈관을 확장하며 몸을 풀어주고, 감초는 긴장된 폐를 풀어주고, 건강은 몸을 따뜻하게 한다.

소청룡탕의 의미를 궁금해 하는 이가 있는데 그 의미는 이름에 그대로 드러나 있다.

고송총고분의 사방벽에는 동서남북을 나타내는 동물이 그려져 있는 것으로 유명한데 동쪽을 나타내는 동물이 청룡이다. 용은 본래 하늘로 올라갈 건강하고 장래성 있는 동물로서 젊음의 상징이기도 하다.

또한 동쪽은 보통 젊음을 상징하고 계절로 치면 봄을 의미한다. 꽃가루 알레르기를 일으키기 쉬운 계절도 봄이요, 젊은 사람이 감기, 천식, 알레르기 비염을 일으키기 쉬운 계절도 봄이니 소청룡탕이 뜻하는 바도 그러하다.

즉 소청룡탕은 젊은 사람이 초봄에 일으키기 쉬운 병 다시 말해서 감기 천식 알레르기성 비염 등을 고치는 중요한 약이라는 뜻이다.

소청룡탕의 의미를 잘 새겨보며 초기의 코 알레르기를 소청룡탕으로 고치면 효과가 있을 것이나 이를 가볍게 여겨 소홀히 다루면 병이 중하게 돼 호미로 막을 것을 가래로 막는 격이 된다.

그 연조가 결코 가볍지 않은 소청룡탕은 특히 수독이 쌓인 환자에게 효과가 크며 축농증 치료에도 좋은 결과를 가져온다.

소청룡탕은 특별한 부작용은 없지만 소화불량, 식욕부진, 무기력 등의 증상을 호소하는 환자도 간혹 있다. 그러나 소청룡탕의 효과는 아주 오래 전부터 확인되어 왔고 안정성도 입증되어 있으므로 염려할 것은 없다.

소청룡탕 재료

마　황 : 항알레르기 작용이 있어 기침을 멎게 하고 발한,
　　　　이뇨 작용

계　지 : 계수나무 껍데기로 혈관 확장, 항알레르기, 발한,
　　　　해열

오미자 : 기침 치료, 체력 증강

건　강 : 생강 말린 것으로 몸을 따뜻하게 하고 위장 보호

세　신 : 진통 소염 효과, 기침 치료

반　하 : 수분을 장으로 유도, 기침 치료

작　약 : 소염, 이뇨, 긴장 완화

감　초 : 약효 조화, 항히스타민 효과

2. 물리치료

1) 바이콤 Bicom

알레르기 환자에게 알레르기를 일으키는 알레르겐이 무엇인지 아는 것은 매우 중요하다.

알레르겐을 알아야만 알레르기를 예방 내지는 치료할 수 있기 때문이다.

알레르기 검사에는 혈액 검사, 피부 반응검사 등이 있어 이것을 통해 알레르기 요인을 알아 왔는데 최근에는 바이콤 기기를 통해 쉽고도 편리하게 알레르기 요인을 찾을 수 있게

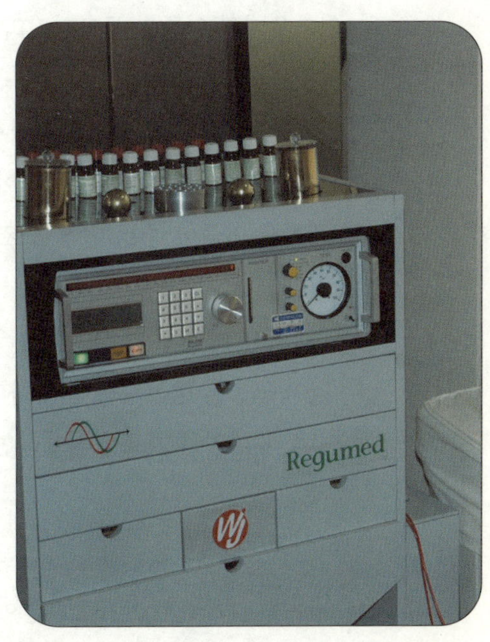

되었다.

생후 10개월 이전의 유아는 주로 음식물에 따라 알레르기를 일으키는데 음식물에 대해 알레르기를 일으킨다고 막연히 모든 음식물을 삼가하다 보면 아기는 영양 실조에 걸리거나 저항력이 떨어져 오히려 다른 질병에 더 잘 걸리게 된다.

이럴 때 바이콤 검사를 통해 알레르기를 일으키는 음식물을 확인한 후에 바이콤으로 치료하면 된다. 단순하면서도 환자에게 아픔을 주지 않고 검사 즉시 알레르기 요인을 찾을 수 있어 편리한 바이콤 치료는 도입될 당시부터 좋은 치료 결과를 보여 왔다.

바이콤 치료법은 생체 반향 치료법으로 신체 활동을 방해하지 않고 자가조정능력을 위한 신체의 자발적인 치료 에너지를 주게 된다. 생체 파장에 병적인 파장이 있으면 이 곳에 치료 파장을 보내 병의 근본적인 원인을 제거하는 것이다.

알레르기의 일종인 두드러기의 경우 많은 사람들이 그 원인을 몰라하고 알아도 만성적으로 진행돼 오래도록 약을 복용해야 하는 경우가 허다하다. 만성인 경우 부작용이 거의 없는 약을 장기간 사용하기도 하지만 피할 수 없는 원인이라면 그 원인이 들어와도 이길 수 있는 힘을 만들어 주는 면역 치료, 바이콤 치료법을 쓰면 효과를 볼 수 있다.

알레르기 비염을 비롯해 각종 알레르기 질환에 걸리면 원인도 알 수 없이 고통을 받는 수가 허다하다.

이럴 때 바이콤 치료를 시행하면 매우 편리하다.

바이콤 치료는

① 인체 내 및 주위에는 전자장 파장이 존재하며, 이 파장을 생물

물리학적 작용에 우선하고 이를 조절한다.

② 환자 고유의 파장은 인체 표면에서 케이블을 통해 치료 기기로 전해지고 치료 기기인 바이콤에 따라 치료 파장이 생성된다.

③ 치료파장은 인체 내에서 병리적 파장을 소멸 또는 감소시키고 생리적 파장을 자극, 강화시켜 그 치료 효과를 환자가 느낄 수 있게 된다.

④ 바이콤 공명치료의 주요 목적은 병리적 파장은 감소, 제거하고, 생리적 파장은 강화, 내재한 자생력을 활성화해 환자를 치유하는 데 있다.

2) 허브 스티머 Herb steamer

허브는 푸른 풀을 의미하는 허바라는 라틴어에서 유래됐으며 그리스 학자인 데오프라스토스가 처음 사용했다. 허브는 병을 치료하는 약초이면서 동시에 향수나 부향제로 이용하는 향초다. 아울러 요리로 쓸 수 있는 향미초가 되기도 한다.

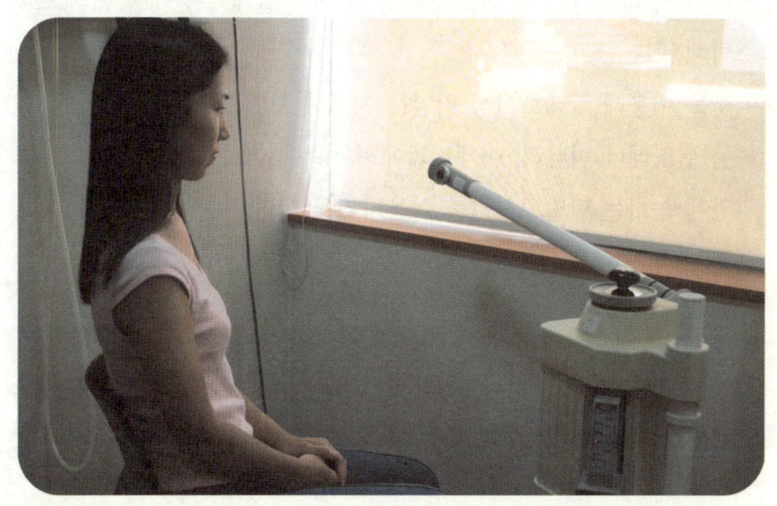

허브의 왕이라 불리는 바질을 비롯해 호흡기 질환에 효과적인 허브들이 많은데 대표적인 것이 유칼립투스, 시더우드, 파인, 라벤더 등이다. 이것들은 알레르기성 비염을 포함한 알레르기 호흡기 질병에 주로 쓰인다.

허브는 그냥 식물로 실내에서 키우면서 그 향을 음미하고 향초로 보기도 하지만 알레르기성 비염 환자인 경우 목욕을 하거나 스팀 팩을 이용해 치료하면 효과가 좋다.

허브 스티머를 이용한 요법은 아로마 오일을 이용한 훈증법과 흡사하다. 우선 드라이한 라벤더나 카모바일을 한 수저씩 준비한다. 큰 유리 비이커 같은 것에 물을 1리터 정도 붓고 앞서 말한 재료를 넣고 가열한다. 끓기 직전까지 가열한 다음 세면기에 끓인 허브의 농축액을 붓는다. 그리고 적당히 더운물을 붓는다.

얼굴은 미리 씻고 준비한 세면기에 얼굴을 대고 뜨거운 스팀 기운을 10여 분간 쐰다. 김이 옆으로 새나가지 않도록 타월로 감싼다.

코 알레르기가 심하거나 비염이 있을 때는 드라이한 유칼립투스나 시더우드, 라벤더 등의 허브를 이용해 코 양날개 주변에 집중적으로 스팀해 준다.

꽃을 이용해 알레르기성 비염을 치료해 보기도 하는데 난과에 속하는 덴파레나 미나리, 아재비과에 속하는 블루스프레이, 넉줄 고사리과에 속하는 단발고사리를 이용하기도 한다. 이것들은 몸이 피로해질 때 발생하기 쉬운 알레르기성 비염에 좋다.

3) 유칼립투스 Nebulizer

최근 소청룡탕에 안향유인 유칼립투스를 이용한 향기치료를 곁들이면 치료 효과가 더욱 좋아진다는 연구 결과가 나와 이목을 끌고

 코 건강한 아이가 공부도 잘하는 이유

있다.

아로마향 중에서도 유칼립투스는 호흡기 질환을 치료하는 데 효능이 있는 것으로 알려져 왔는데 유칼립투스에 로즈

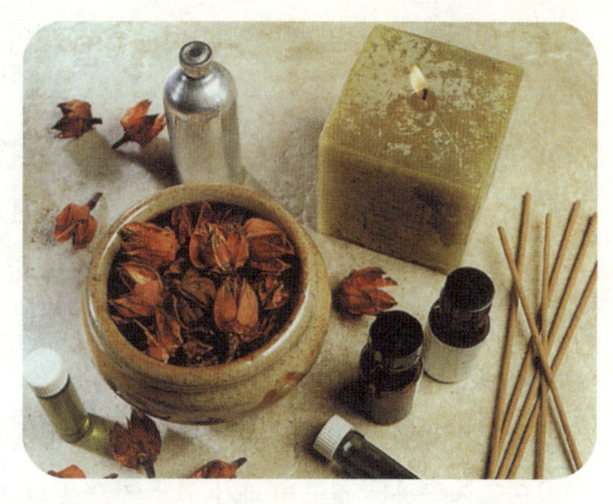

메리, 몰약, 페퍼민트 등을 섞어 만든 비염 향기 치료제는 비염 증상 중에 재채기, 콧물, 코막힘에 효과가 큰 것으로 나타났다.

아로마 요법은 향가루를 가루 주머니에 넣고 옷 속에 지니고 다니거나 침대나 베개에 넣어두는 방법, 고약으로 만들어 인후에 붙이는 방법, 비누처럼 만들어 목욕할 때마다 사용하는 방법, 약물을 코에 흡입하는 방법 등이 있다.

호흡기 질환에는 주로 흡입법, 마사지요법, 목욕법을 쓰는데 네브라이저Nebulizer를 이용한 치료법이 최근에는 많이 활용되고 있다.

정신적 긴장이 육체적 증세로 파급되는 정신증에 활용되는 네브라이저 치료법은 기관지 천식 등 호흡기질환의 예방 치료에도 효과적인 것으로 알려져 있다.

유칼립투스 1방울에 티트리 1방울을 더해 스포이드로 콧속에 넣거나 면봉에 묻혀 코 점막에 바르면 알레르기 비염이 많이 호전되고 콧속이 한결 개운하고 편해진다.

유칼립투스 2~3방울에 박하유 1~2방울을 섞어 김이 나는 뜨거운 물에 넣고 머리를 수건으로 덮은 다음 눈을 감고 5분여간 코로 깊이

숨을 들이쉰다. 그러면 콧속에 따뜻한 증기 열이 피어오르면서 치료 효과가 있다.

아로마를 이용한 향기치료 원리는 사람의 두뇌감각 중에 후각이 민감하며 반응속도가 빠르다는 점을 착안해 시작된 것인데 향기를 통한 자극은 뇌하수체에도 영향을 줘 호르몬 분비를 조절하기도 한다.

4) 전기침 Electronoc Acup

알레르기 비염을 치료하는 방법은 여러 가지가 있지만 경혈을 전기침으로 자극하는 것도 효과가 있는 것으로 나타났다.

최근 알레르기 비염은 계절을 가리지 않고 나타나는 경향이 있는데 맑은 콧물이 오래되다보면 누렇게 화농성 콧물이 되기도 한다. 자칫 축농증으로까지 이전되는 비염을 초기에 치료하려 할 때 전기침으로 자극하는 방법을 쓰기도 한다.

우선 알레르기 비염 환자의 손에 있는 합곡, 얼굴에 있는 영향, 목 뒤에 있는 풍지혈을 전기침으로 10여 분간 자극한다. 이러기를 8회 이상 하면 비염이 치료되거나 많이 호전됨을 볼 수 있다.

전기침은 라벤더 향이 포함된 것을 사용하니 전기 자극과 아로마 요법이 어우러져 효과가 더 좋아짐을 느낄 수 있었다.

전기침 요법은 한의학의 침과 현대과학이 결합돼 이뤄낸 치료 방법인데 근래에는 매우 다양하게 이용되고 있는 실정이다.

전기침은 먼저 유럽에서 이뤄졌는데 약 이백 년 전 프랑스 사람 베를리오즈가 침요법으로 신경통을 치료한 후 침에 전류를 통하면 더 치료 효과가 좋을 것이라 생각하고 그런 논리로 연구 결과를 발표했다. 전기침은 파장과 시간 자극요건에 따라 치료 효과가 다르게 나타난다.

침 치료는 외부적으로 인체를 자극하는 외과적인 치료 방법의 하나이고 약물 치료는 내부적으로 인체를 치유하는 내부적인 방법인데 요즘은 두 가지를 동시에 행해 두 마리의 토끼를 잡는 효과를 누리기도 한다.

최근 시술되고 있는 경혈 전기침은 아로마 약초의 효능을 침에 더해 전기로 자극한 것이데 어찌 보면 일석삼조의 효과를 노린 치료방법이라 볼 수 있다.

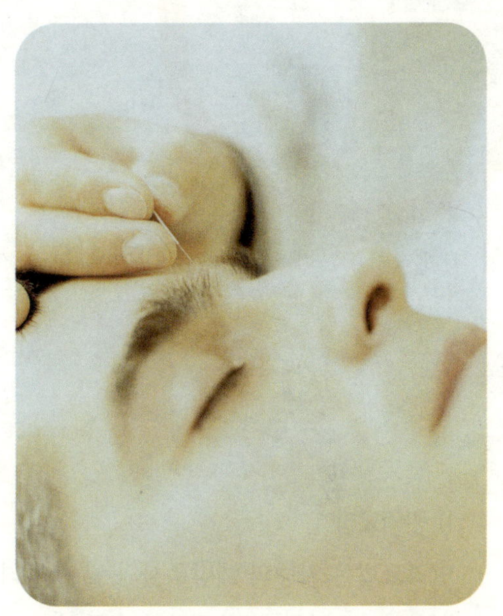

3. 현대의학

1) 면역요법

면역요법은 일종의 예방주사와 같은 성격으로 원인이 되는 항원을 6개월 이상 지속적으로 주사하여 항원을 억제하는 항체를 신체 내에 자연적으로 유발시키는 것으로 알레르기 비염 치료에 이상적인 방법으로 제시되고 있다.

그러나 치료효과가 단기간에 나타나는 것이 아니므로 끈기가 없는 사람은 금방 포기해 버릴 수도 있다. 항원 투입 후 2~4주 정도 지나야 그 효과가 나타나기 시작하는데 그때까지는 약을 복용하여 그 효과를 대치해야 한다.

또한 그 주사하는 양이나 치료효과에 대해서는 아직도 확실한 결과치가 나오지 않은 상황이고 따라서 면역요법은 심각한 부작용을 일으킬 수 있으므로 심장질환이 있거나 심한 천식으로 고생하는 사람, 임산부 등에겐 금해야 한다.

무엇보다도 알레르기 비염은 비강점막의 만성적인 염증이므로 장기적인 치료와 관리가 요구되는 질환이다. 되도록 원인물질을 피하고 적절한 약물요법을 행하는 것은 필수코스이다.

환자는 규칙적인 생활 속에 리듬을 갖고 천식이 없는 경우, 아침 일찍 근처를 산보하거나 간단한 맨손체조를 하는 것도 치료에 도움이 된다. 그리고 몸을 냉한 상태로 만들기보다는 목욕이나 샤워를 자주 하여 혈액순환을 좋게 하고 체온을 약간 높은 상태로 유지하는 것이 바람직하다.

알레르기 비염 환자는 우선적으로 알레르기 원인물질에 노출되지 않아야 한다. 담배연기는 더 말할 나위 없이 해롭다. 어린이의 경우, 신체의 모든 장기가 여리기만 해서 조금의 자극에도 쉽게 탈이 날 수 있다. 하물며 성인에게도 해로운 담배연기가 비록 간접적이더라도 어린이의 몸 속으로 들어가면 건강한 어린이도 질병이 생길 수도 있다.

급격한 온도변화는 가급적 피하는 것이 좋다. 환자의 방에는 진공청소기를 이용하여 하루 2번 정도 청소하는 것이 바람직하며 특히 벽쪽의 틈새에 있는 먼지를 잘 빨아내야 한다.

집안의 실내온도는 10도에서 15도 정도, 습도는 50~55%정도가 이상적이다.

2) 수술요법

이비인후과에서 코와 관련해 시행하고 있는 의사들의 치료방법은 대개가 보존적 치료법과 수술요법이다.

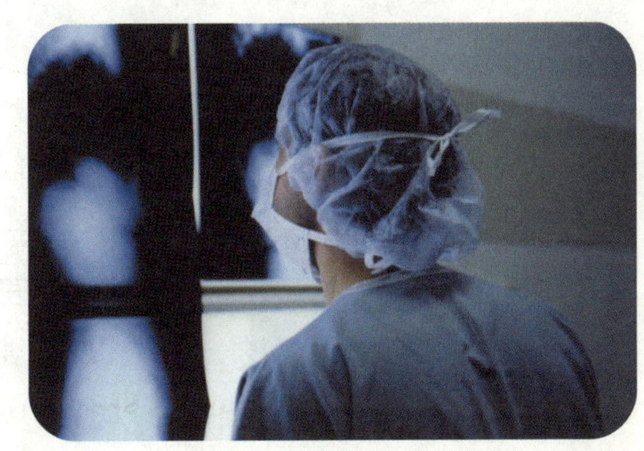

그 중 보존적 치료는 약을 콧속으로 분무시키는 에어로졸 요법과 세균성 부비강염에 효과가 있는 항생물질 투여 방법으로 나눌 수 있다. 이런 치료는 보통 6개월 이상 걸리며, 때로는 1년 가까이 장시간 꾸준히 치료해야 효과를 볼 수 있다.

반면 수술요법에는 그 근원을 제거하는 것으로 염증을 일으키는 부분의 점막을 전부 떼어내버리는 근본적 수술과 질환이 더이상 악화되지 않도록 증상을 완화시켜 주는 보존 수술이 있다.

보편화된 치료법은 지금까지는 연골제거술이었으나 최근 들어 연골의 탄성을 이용, 제거하지 않고 교정해 주는 비중격 성형술이 자리를 잡아가고 있는 추세이다.

콧병과 관련한 이비인후과 의사들의 고민은 재발 빈도에 관한 것이었으나, 최근 레이저 등 간단하고 재발률도 낮은 새로운 치료법이 정착되면서 난치질환 계열에서 벗어나게 되었다.

알레르기 비염의 경우 원인치료는 안되지만, 레이저로 콧속 점막에 일부러 상처를 내어 상처가 아물면서 생기는 흉터 부위를 만들어 자극 물질에 둔감해지도록 해준다. 과거에는 밭고랑 형태의 상처를 열응고시켰으나, 요즘은 바둑판 모양의 격자로 상처를 내는 등 적극적인 치료법을 시행하고 있다.

■ 보존 수술

더이상 악화되지 않게 하고 증상을 완화시킬 목적으로 하는 수술이다. 부은 점막을 잘라 내거나 전두동, 사골동 등 각 부비강의 출구를 크게 해서 공기 통로를 개선하기 때문에 끈끈한 콧물의 배출이 쉽다.

중비갑개 부근은 염증을 일으키면 그 점막이 물에 불린 미역처럼 크게 부풀어지기 쉽다. 이것을 비용이라 하는데 심하면 인두쪽까지 크게 자란다.

이러한 경우 숨쉬기가 어렵고 코도 잘 나오지 않으므로 비용을 잘라 주는 수술을 해야 한다. 요즈음은 내시경을 이용하거나 입천장 쪽에서 잘라 내기 때문에 흉터가 거의 남지 않는다.

■ 근본적 수술

염증을 일으키는 부분의 점막을 전부 떼어내 버리는 수술이다. 예를 들면 상악동의 경우 볼 뒤에 있는 뼈를 깎아 창을 내고 상악동의 점막을 전부 들어내어 부비강 뼈의 벽이 노출된 상태로 만든다. 이때 중요한 것은 수술 후의 치료다.

새로운 살 조직이 생기고 그 위에 깨끗한 점막이 생기기까지 적어도 2~3개월은 걸리는데 이 기간 동안 감기에 걸리지 않고 깨끗한 점막이 생겨야 비로소 치료가 잘되었다고 할 수 있다.

또한 비중격만곡의 원인이 되어 콧속의 통기나 콧물 배출이 잘 안되는 경우에는 비중격을 깎아서 굽은 부분을 바로잡는 수술도 아울러 해야 한다.

그러나 어린이인 경우에는 가급적이면 수술을 하지 않는데 그 이유는 아직 성장이 끝나지 않았기 때문이다. 가급적 보존적 수술만 하며, 뼈를 깎거나 들어내는 수술을 하지 않는다.

3) 약물요법

약물요법 중 가장 널리 사용해 온 방식은 항히스타민제를 이용한 치료방식이다. 항히스타민제는 비강점막의 혈관과 감각신경에 대한 히스타민의 작용을 차단해 준다. 최근에는 콧속에 직접 뿌리는 분무

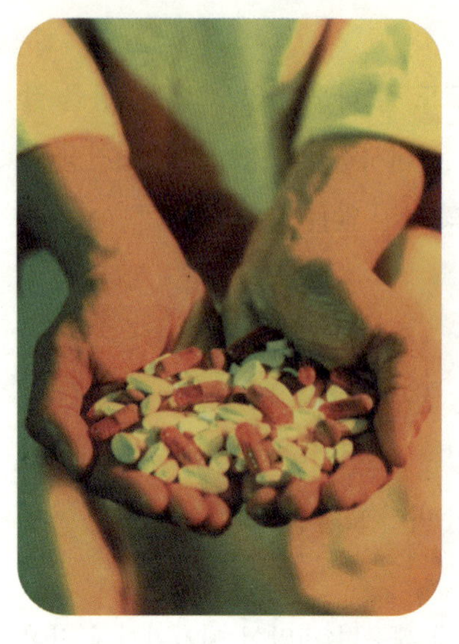

식 항히스타민제도 소개됐다.

히스타민은 지금까지 알려진 알레르기 염증을 일으키는 중간 매개물질 중에서 가장 중요한 것으로, 가려움증, 재채기, 분비물 증가 등의 급작한 증상을 유발한다.

그러므로 항히스타민제는 그러한 급성증상을 없애는 데 다른 어떤 약물보다 우수한 효과를 보이면서, 치료효과가 빠르고 전신부작용이 거의 없는 게 장점이지만 코막힘의 증상에는 별로 신통한 효과를 보이지 않는다.

이에 반해 오래 전부터 알레르기성 질환에 사용되어온 스테로이드 제제는 가장 강력한 치료약물로 재채기, 콧물, 코막힘, 가려움증 등 모든 증상을 개선하지만 주사나 내복약처럼 투여하면 심각한 부작용을 초래할 수 있어 많은 제약을 받아 왔다.

최대의 치료 결과치를 얻을 수 있도록 약물은 아주 세심히 조절해야 하는데 계절적 요인이나 다른 콧병 때문에 증상이 악화될 때에는 특히 환자가 이미 다른 질환 때문에 약물치료를 받고 있거나 당뇨병과 같은 복합성 질환을 앓고 있는 경우에는 더욱 조심을 해야 한다.

알레르기 비염은 현 단계로서는 고혈압이나 당뇨병처럼 단기간의 약물투여로 완전치유가 어려운 질환이다. 그러므로 어린이의 경우, 그 증상이 나타나자마자 초기에 치료와 관리를 해야 하고 인내력을 가지고 전문의의 지시를 받아 치료해 나가야 한다.

4. 침 레이져 한양방 복합치료

알레르기 비염에 걸리면 일단 코가 맹맹하고 재채기가 연신 터지며 콧물이 줄줄 흐른다. 코가 막히고 코가 간질간질해 자꾸 코를 후빈다. 초기에는 코감기와 자주 혼동되며 감기인 줄 알고 병원에 오래 다니게 된다.

일반적으로 비염 환자들은 정상인보다 코의 점막이 과민하고 조그만 자극에도 잘 충혈된다. 코가 예민하다보니 꽃가루가 날리는 계절이나 환절기에는 더욱 심하게 알레르기 비염이 재발된다.

알레르기 비염 환자를 치료하는 방법에서 양방에서는 항알레르기제나 항히스타민제를 주로 처방해 치료하지만 한방에서는 다르다. 한방에서는 알레르기 비염이 폐에 수분이 차고 열이 있어 발병하는 것으로 보고 이를 제거하는 소청룡탕이나 여기에 체질별로 다른 한약재를 가미해 처방한다.

알레르기 비염은 폐가 약한 태음인에게 많고 다음으로 열이 많은 소양인에게 자주 발생하는데 이런 환자에게는 소청룡탕에 침술, 레이저를 함께 시술하면 탕약만 쓰는 것보다 치료 효과가 훨씬 높아진다.

침구요법에는 전통침을 이용해 치료하는 것과 약물을 경혈에 주입하는 약침 요법이 있는데 환자 체질에 따라 벌침을 이용하기도 한다. 요즘 들어 침을 두려워하고 기피하는 경향이 있어 레이저를 이용한 침 치료법이 사용되기도 한다.

침과 레이저를 이용한 치료는 보통 단번에 그치지 않고 증상에 따라 일주일에 한 번 이상 몇 개월 지속된다.

영동한의원에서는 전통적인 한약과 침 치료 외에 저출력 레이저 치료방법을 함께 쓰는 '동서의학 복합' 치료로 알레르기성 비염에 치료효과를 극대화하고 있다. 그동안 물리치료 분야에서 저주파 온열기, 전자침 치료, 적외선 등 서양의학 기기와 침, 뜸을 결합하여 복합치료를 해왔는데 최근 알레르기성 만성 비염의 치료에까지 그 영역을 넓혀가고 있는 추세다.

한방의학만 고집하지 않고 증상과 체질을 한·양방 협진으로 그 치료 효과를 더욱 크게 이끌어가고 있는 것이다.

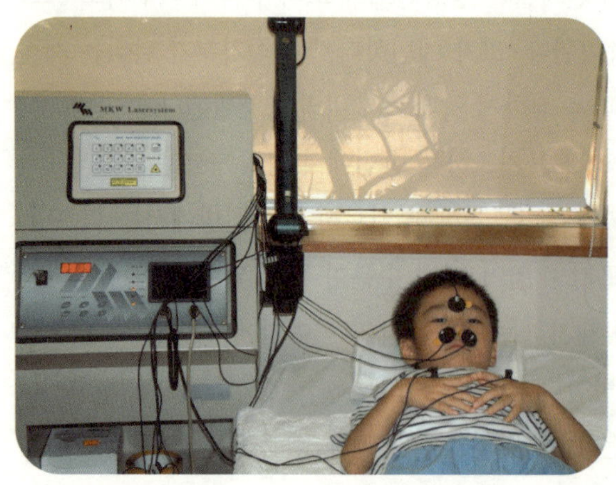

5. 항원 회피 요법

알레르기 비염을 일으키는 원인물질을 피하는 방법이 있다. 이를 회피요법이라고도 부르는데 원인이 되는 물질과 자극물질에 노출되지 않도록 조심하는 것이다. 물론 일상생활에서 회피요법을 적절히 실행하기란 쉽지 않지만, 회피요법은 증상을 치유한다기보다도 예방 차원이라고 할 수 있다.

회피요법은 원인물질(항원)에 노출되는 기회를 줄여 증상을 완화하고 약물 사용량을 줄이는 장점이 있고, 무엇보다도 근본적인 예방 대책이므로 꼭 실행해야만 한다.

알레르기 비염의 주요 원인물질인 집먼지 진드기를 완전히 없애는 것은 불가능하지만 노출정도는 많이 줄일 수 있다.

집먼지 진드기는 주로 침실에 서식한다. 따라서 매일 한다는 것은 거의 불가능하겠지만 침실청소에 각별한 신경을 쓰고, 알레르기 비염이 있다고 판단되는 어린이의 경우, 비용을 아끼지 말고 청소전문

용역회사에 의뢰해 소독을 실시하는 것이 좋다.

집먼지 진드기 말소는 곧 알레르기 비염 치료의 첫번째 과제임을 알고 철저히 시행해야 한다.

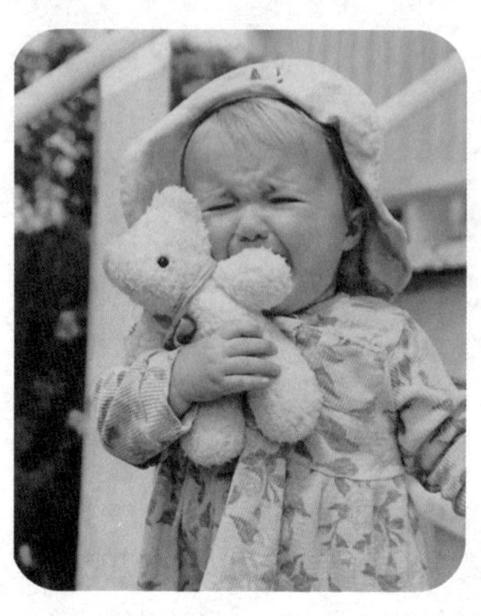

집안에 있는 먼지 속에서 발견되는 이 진드기의 크기는 0.2~0.4mm다. 배설물과 몸 자체가 알레르기를 일으키는 항원(알레르겐)이며 사람이나 동물의 피부에서 떨어지는 때나 비듬을 먹고 산다. 박멸이 불가능하기 때문에 치료를 위해서는 집안환경을 깨끗하게 유지하는 것이 최선책이다.

집먼지 진드기는 뜨거운 물을 싫어하므로 침구류, 피복류, 가구류를 선택할 때는 온수로 반복 세탁해도 지장이 없는 것을 선택한다.

가구도 청소하기 쉽게 단순하게 배치한다. 이밖에도 플라스틱 칩을 사용한 베개, 인공면을 사용한 이부자리가 좋다. 가능한 매일 햇볕에 쬐고 건조시켜 진드기를 죽이고 거둬들일 때에는 청소기로 정성스럽게 먼지를 빨아들이는 것이 좋다. 집먼지 1g중에 보통 진드기가 1,000마리 정도 있는데 청소를 자주 하면 거의 없어진다.

6. 향기요법
(아로마테라피)

인간의 후각은 신체의 어느 감각기보다 예민하다. 따라서 세포의 반응속도가 상당히 빠르며 인체에 미치는 효과 또한 크다. 향긋한 음식냄새는 식욕을 자극해 입안에 침이 고이게 하고, 특정냄새는 과거의 한순간을 연상케 해준다.

이는 향기의 입자가 후각을 자극, 곧바로 뇌로 전달되어 기억력이나 감정상태를 조절하는 대뇌 변연계에 영향을 미치기 때문이다.

이러한 후각신경의 반응에 기초한 것이 바로 향기요법이다. 향기요법은 자연요법의 영역에 속한다. 따라서 침술, 본초의학, 동종요법 등과 기본적 원리는 같다.

아로마테라피Aromatherapy는 향이 있는 식물에서 호르몬 성분인 정유精油를 뽑아내 흡입, 마사지, 목욕 등의 방법을 통해 각종 정신적, 육체적 질병을 치료하고 건강을 증진하는 자연요법이다.

향기요법은 아로마(향)와 세라피(치료)의 합성어로 나무, 꽃, 식물,

풀, 과일 등에서 자연향을 지닌 순수 오일을 추출해 질병예방과 아름다움에 이용하는 요법을 말한다.

향오일을 추출해 정신적 육체적인 병을 치유하는데 사용하는 향기요법은 이미 3천 년 전 이집트에서도 볼 수 있었다. 이집트인은 삼목나무 오일을 전통의식이나 향수로 사용해왔다.

오감 중에서도 사람의 후각은 매우 민감하다. 빠르게 인식하고 신속하게 반응하는 것이 후각인지라 향기를 통해 질병을 치료한다는 발상은 이전부터 중국, 인도 등지에서도 거론돼 왔고 의학서에서도 볼 수 있다.

향기요법 즉 '아로마테라피'란 말은 20세기 초에 처음으로 프랑스 화학자 르네가 붙였고, 80여 년이 지난 지금도 의사나 치료학자들 사이에 신뢰할 수 있는 자연요법으로 거론돼 오고 있다.

중국에서는 예로부터 보편화되어 있어 '산해경' '중장경' 등 많은 중국의학서에 기술될 정도였다. 말린 약초를 주머니에 넣어 목에 걸고 다니거나, 향초를 끓여 냄새를 맡는 방법, 목욕물에 넣어 피부를 통해 흡수하는 등의 방법이 사용됐다.

아로마테라피는 용도가 매우 넓어 정신·신체의학이라고 부르기에 지나침이 없다. 사용방식도 매우 다양하다.

방향식물에서 뽑아낸 정유를 입에 넣거나, 코로 흡입하기도 하고, 이를 이용해 마사지나 목욕을 하기도 한다.

향유라고도 불리는 정유는 크게 세 가지 영역에서 작용한다. 향기는 우선 우리를 기분 좋게 만든다. 기분이 좋은 상태는 엄청난 치료효과를 가져온다. 사실 많은 육체 질병들이 어느 정도는 스트레스와 관련이 있기 때문이다.

정유는 또 지금까지 알려진 가장 효능있는 항균제 중의 하나이다.

따라서 앞으로 항생제의 대안이 될 것이 분명하다. 침술과 비슷한 방식으로 몸 속에 있는 예민한 에너지의 흐름을 원활하게 하는 데도 사용할 수 있다.

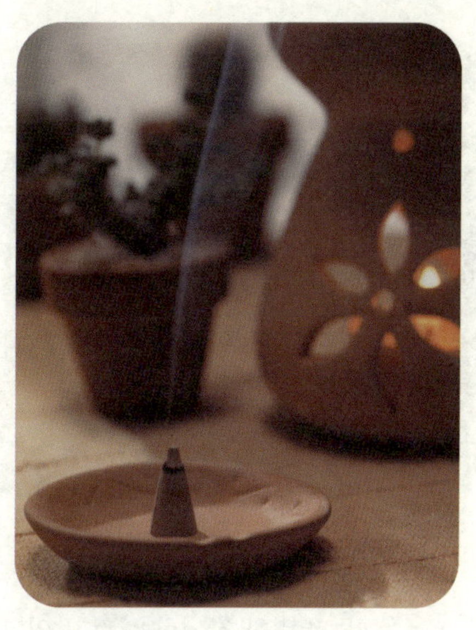

특히 향유는 마음의 병을 다스리는 효과가 뛰어나다. 근심, 신경과민, 지나친 긴장, 우울증, 히스테리 등에 라벤더나 일랑일랑, 베르가못, 장미, 박하 등에서 뽑아낸 정유가 널리 사용된다.

알레르기성 비염의 치료 및 증상완화 예방에는 유칼립투스, 파인, 박하향인 페파민트를 1:1:1로 생리 식염수에 희석해 코에 뿌리는 방법이 있다.

축농증의 두통, 기억력 감퇴, 코의 불쾌감과 집중력이 떨어지는 증상에 코에 뿌리거나 냄새를 맡으면 좋다.

향기요법에 쓰이는 가장 대표적인 식물중의 하나가 유칼립투스이다. 오스트레일리아가 원산지인 이 나무는 세계적으로 키가 가장 큰 나무 중의 하나다. 46m까지 자라는 것도 있다고 한다.

유칼립투스란 '잘 덮여 있다'란 의미의 그리스어 '유칼립토스'에서 유래된 이름으로 실제로 그 꽃봉오리들이 컵같이 생긴 막으로 덮여 있다. 유칼립투스의 오일을 세상에 알린 사람은 독일의 식물학자이자 탐험가인 바론 페러디난드 폰 뮐러다.

'푸른 고무나무'로도 불리는 유칼립투스는 오스트레일리아에서 오랫동안 민간치료제로 이용돼 왔다. 19세기 후반에는 유칼립투스

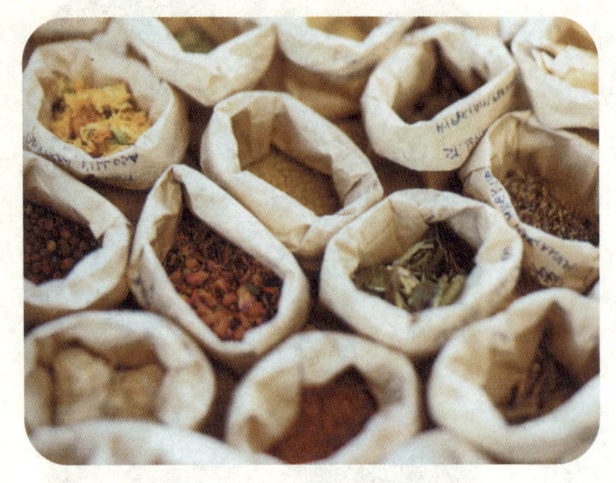

오일이 이 나라 전체에서 만병통치약으로 간주될 정도였다. 그 후 유칼립투스는 감기, 발열, 류머티즘, 이질, 비염, 신경통, 근육통 등에 널리 사용됐다.

유칼립투스 오일은 맑다. 향료로서는 많이 사용되지 않지만 흡입제와 가슴 마사지용으로는 좋은 평을 얻고 있다. 뚜렷한 장뇌향을 갖고 있고, 부드러우며 맛은 약간 쓰다. 박하유를 함유하고 있지 않음에도 혀에서는 박하유처럼 차갑게 느껴진다.

유칼립투스는 가장 좋은 살균제중의 하나이다. 또한 거담제, 진경제로서 호흡기 질환에 좋은 약으로 알려져 있다. 특히 알레르기성 비염, 축농증, 천식 등 알레르기성 호흡기 질환에 가장 효능이 있다. 또한 대부분의 인후염에 매우 좋으며 특히 가래 등 점액성 객담의 유출에 효과가 있다.

유칼립투스 오일을 물에 1:10으로 희석시켜 '네브라이저'를 통해 코로 흡입하게 하면 알레르기성 비염으로 인한 콧물과 코막힘에 효과가 탁월하다. 두통과 집중력 저하, 기억력 감퇴 등의 증상을 개선시켜준다.

네브라이저가 없을 때는 티슈나 솜에 오일을 두 방울 정도 떨어뜨려 코에 대면 같은 효과를 낼 수 있다. 유칼립투스 오일은 백화점 등의 아로마 매장에서 구입할 수 있다.

가만히 냄새만 맡는 것으로도 아픈 병이 나을 수 있다면 얼마나 좋을까? 그러나 이것은 공상만이 아니다. 실제로 천연향을 이용하는 아로마테라피, 즉 향기요법은 질병 치료방법의 일부분으로도 활발히 쓰이고 있다.

코 알레르기 클리닉 영동한방병원에서는 비염 환자 628명을 대상으로 향기요법의 치료효과를 조사 연구한 적이 있다.

즉 A그룹 304명에게는 약물요법을, 나머지 B그룹 324명에게는 향기요법과 약물요법을 병행해 치료하였다.

그 결과 치료 4개월 뒤 A그룹에서는 콧물을 훌쩍거리는 증상이 55.9%가 완치, 22.8%가 개선되는 결과를 보였다. 또 코 점막이 빨갛게 부어오르는 발적 증상의 경우 32.3%가 완치, 20.8%가 개선됐다.

이에 비해 B그룹의 치료효과는 눈에 띌 만큼 높았다. 소청룡탕을 투여하면서 동시에 유칼립투스 기름을 코 점막 안으로 뿌려준 결과 콧물 완치는 72.8%, 코 점막 발적 완치는 62.3%로 나타난 것이다.

따라서 향기요법과 약물요법을 동시에 사용한 B그룹이 약물요법만 쓴 A그룹에 비해 훨씬 치료효과가 높았다는 결론을 내렸다.

여기에 사용되는 알레르기 비염 치료용 향은 대부분 항바이러스 효과와 살균 효과, 코 점액 배출 효과 등을 가지고 있다. 이를 통해 콧물이나 코막힘 증상 등이 즉시 완화되는 것이다. 약물치료나 알레르기 원인물질 차단 같은 기존 치료법보다 훨씬 간단하고 효과도 좋다.

알레르기성 비염 환자에게 소청룡탕과 함께 유칼립투스, 즉 안향유를 이용한 향기치료를 했더니, 대상 환자 72.8%로부터 완치에 가까운 증상 개선 효과를 보는 등 대부분의 환자에게서 탁월한 결과를 보았다.

■감기	타임, 티트리, 유칼립투스, 레몬, 라벤더, 클로브버드, 로즈마리, 페퍼민트
■머리가 아플 때	캐모마일 로만, 라벤더
■귀가 아프고 고름이 날 때	유칼립투스, 라벤더
■기침이 심하고 상기도 감염	유칼립투스, 라벤더, 사이프러스
■코 막힘이 심할 때	박하유, 유칼립투스, 파인향 정유
■정신 집중을 요할 때	로즈마리, 레몬, 유칼립투스, 페퍼민트

7. 지압요법

　손이나 기구를 사용해 질병을 치료하는 수기 치료에서 손가락으로 눌러 병을 치료하는 법이 지압법이다. 일명 누르는 법, 지압요법은 손가락 특히 엄지손가락을 이용하여 경혈이나 몸의 일정한 부위를 눌러 질병을 예방 치료하는 방법인데 예로부터 많이 써온 방법 중의 하나다.

　자고로 어린이가 아픈 곳이 있으면 그 곳을 쓸어주고 문지르고 하는 행동이 저절로 나타나게 된다. 또 내장 어딘가에 병이 있으면 몸의 표면 어딘가에 그 내장에 해당되는 압통점이 있다는 것이 알려지고 있어 현대의학에서도 진단법으로 자주 이용되고 있다. 이런 관계로부터 지압법이나 안마, 마사지 등의 치료법이 생겨나게 된 것이다.

　'엄마 손이 약손'. 이전에는 체하거나 배가 아프면 배를 살살 문지르거나 아픈 부위를 꾹꾹 누르기도 했다. 그러면 피부의 모세혈관이 확장돼 혈액과 림프액이 잘 흐르고 신진 대사가 왕성해져 상태가 좋

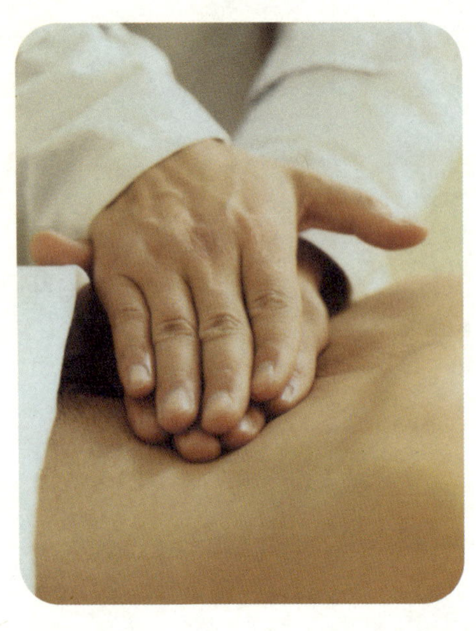

아진다. 아픈 곳의 막혀 있는 혈을 지압하면 그 곳에 기혈이 흘러 영양 상태가 좋아지고 근육이 단련된다.

코가 맹맹하거나 막혀 고통이 심할 때는 코 양쪽 날개 부위에 해당하는 혈과 인당과 수구를 자극하면 코 맹맹함이 서서히 사라진다.

축농증이나 알레르기 비염이 자주 생기는 환자는 평소에 가운데 손가락으로 콧대 양 옆을 스무 번 이상 마찰을 가해 콧속과 밖이 모두 따뜻해지도록 한다. 폐와 밀접한 관계가 있는 코를 마사지하다보면 코가 튼튼해짐과 동시에 폐가 건강해진다는 원리에서 나온 지압법이다.

사람의 몸에는 40여 개의 경혈이 있는데 이중에 주로 치료에 쓰이는 경혈은 20~30여 개 된다. 이런 혈들을 질병에 맞게 지압하다 보면 침을 맞는 것 못지 않게 효과가 나타난다.

호흡기 계통이 안 좋아도 거기에 맞는 혈을 골라 지압하다

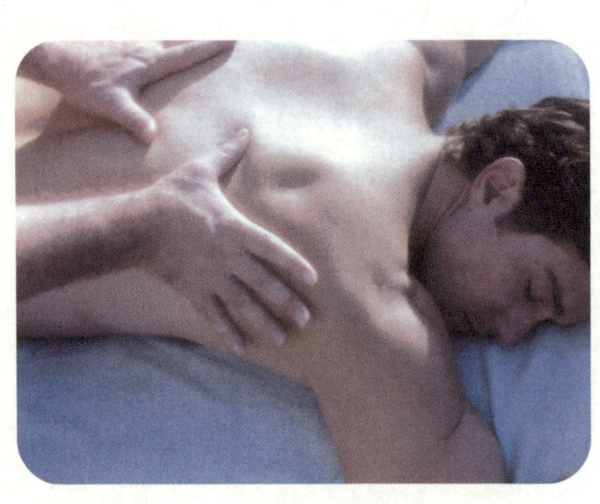

보면 그곳의 혈이 따뜻해지고 분비기능이 좋아진다. 정신적 스트레스로 두통이 심한 환자는 기혈의 순환이 안돼 통증이 오므로 양쪽 눈꼬리와 눈썹 끝 사이를 꾹꾹 눌러 지압해 준다. 오목하게 들어간 관자놀이 부위가 태양혈이다. 자주 엄지로 누르면 통증이 가라앉는다.

또한 지압법은 코 알레르기로 인한 콧물, 코막힘 등과 축농증과 비염을 앓는 환자가 스스로 집에서도 쉽게 증상을 완화시킬 수 있는 가정요법이기도 하다. 이는 한방원리를 응용해 지압을 통하는 것으로 병을 완치시킬 수 있는 것은 아니지만 본 치료와 더불어 병행하면 좋은 결과를 얻을 수 있다.

방법은 목을 앞으로 구부리면 목뒤에 두 개의 뼈가 튀어나오는데 이 목뼈 사이에 대추大椎라는 경혈이 있다. 바로 이 부분을 자극해 주는 것이 좋다. 대추혈은 감기의 예방과 치료에도 좋은 호흡기 질환 치료에 꼭 필요한 경혈로, 코에 이상을 느낄 때마다 자극해 주면 좋다.

콧물과 재채기가 반복될 때는 지압과 더불어 대추혈을 따뜻하게 해주는 것이 좋다. 헤어드라이어를 이용해 대추혈 부분에 보통 1분 정도 따뜻한 바람을 쏘이고, 2~3분간 쉬는 식으로 4~5회 반복하면 된다.

비수양법

콧병이 생기지 않고 축농증이 생기지 않게 하는 지압법이 '동의보감'에 나와 있기에 여기에 소개한다.

_ 鼻修養法 : 常以手中指 於鼻梁兩繼二三十遍 今表裏俱熱
所謂灌漑中岳以潤於肺也
(비수양법 : 상이수중지 어비양량계이삼십편 금표리구열
소위관개중악이윤어폐야)

_ 코를 마사지해 코를 건강하게 하는 법
항상 손의 가운데 손가락으로 콧대의 양 옆을 20~30번씩
마찰 해줘 코의 안팎이 모두 따뜻하게 해준다. 이렇게 하면
얼굴에서 중악이 되는 코의 혈액순환을 좋게 해줘 폐를 윤택
하게 해주는 것이다.

■ 천주 경혈

뒷머리 머리카락이 시작되는 부위의 홈이 파인 중앙선에서 좌우로 3cm, 양 옆으로 움푹 들어가는 곳에 위치하고 있다. 엄지 손가락 지문 있는 부위로 지그시 누른 뒤 다섯을 센 다음 둘 셀 동안 쉬고 다시 반복하여 누르면 된다.

■ 풍지 경혈

귀 뒤에서 뒷머리 쪽으로 엄지손가락 손톱 만한 둥그스름한 돌기가 만져지는데 이 유양돌기라는 돌기에서 뒷 머리카락이 있는 쪽으로 움푹 파인 부위의 경혈이다.

■ 영향 경혈

양쪽 콧망울 바로 옆에 있다. 집게 손가락과 셋째 손가락을 곧게 펴서 V자 형태를 취한 후 콧망울 양쪽의 영향 경혈에 대고 그 주위를 자꾸 문지르면 된다.

8. 비강 세척

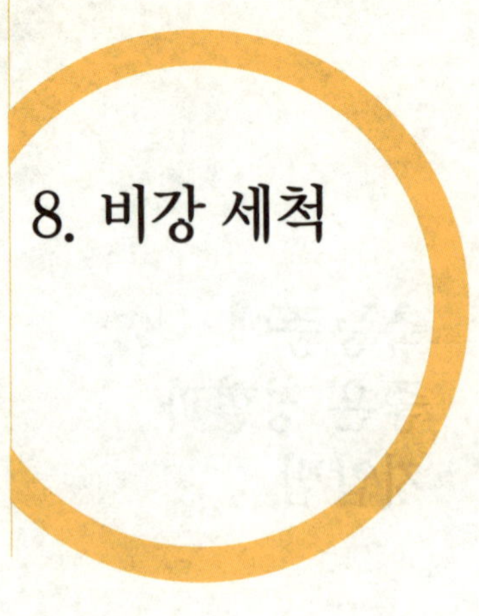

　보험설계사로 매일 사람들을 만나야 하는 29세의 미혼 여성이 상담을 해왔다.

　중학교 때부터 코가 나빠 이비인후과에서 치료를 받아 왔다고 한다. 그런데 요즘 들어 증상이 심해져 코가 목으로 넘어가고 가래가 생기기도 하며 코에서 나쁜 냄새가 난다는 것이다.

　또 입에서도 냄새가 나고 머리가 무겁고 아플 때가 많다고 했다. 입냄새로 대인관계에 영향이 있지 않을까 걱정도 되고 스트레스도 많이 받는다는 사연이었다.

　아름다운 젊은 여성에게 입 냄새는 보통 심각한 문제가 아니다. 병원에서 진료를 하다 보면 종종 축농증 환자에게서 지독한 입 냄새가 난다. 의사도 그리 유쾌하지 않은데 주변 사람들이야 오죽할까?

　축농증 환자에게서 나는 입 냄새는 누런 콧물과 얼굴의 공기 주머니에 고름이 차 있어서 나는 것이다. 또 가래가 기관지에 많이 생겨 악취가 나기도 한다.

보통 입 냄새의 경우 본인은 잘 모르고 지내다가 가족이나 친구가 말을 해줘서 알게 되는 경우가 많다. 그러나 증상이 심해지면 본인도 악취를 느끼고 그 냄새로 인해 머리가 무겁고 아프고 속이 메슥거리기도 한다.

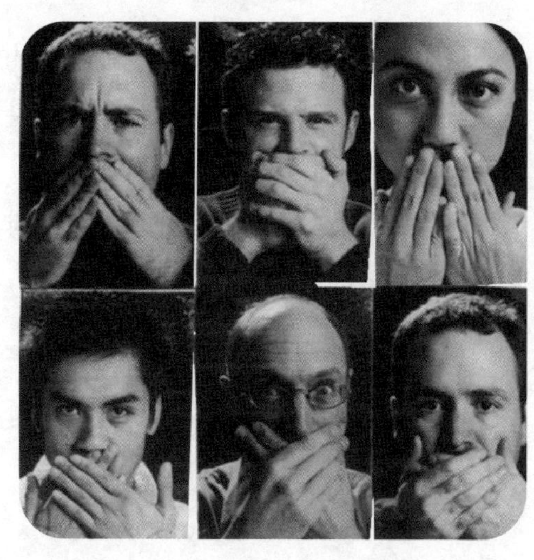

이런 입 냄새는 구조적인 이상이 있는 것이 아닌한 한 달에서 두 달 정도 축농증과 위의 열을 내려주는 한방 약물치료를 하면 대부분 좋아진다.

축농증이 있는 여성은 코가 막혀 주로 입으로 숨을 쉬는데 입이 건조하면 냄새가 더 많이 난다. 입이 건조할 때는 냉수를 수시로 마시면 도움이 된다.

집에서는 소금물을 코로 들이마셔 입으로 내뱉는 비강 세척을 하면 코가 깨끗해지고 냄새도 나지 않으며 머리도 맑아진다.

비강 세척은 원래 소금물로 하는 것이 좋지만 어린이의 경우 자극이 심해 불편해하므로 생리식염수로 대체해도 무난하다.

세척방법은 우선 고개를 뒤로 젖힌 뒤 스포이드나 스펀지를 이용해 식염수를 코에 넣는다. 그렇게 해서 콧물과 코딱지 등이 식염수와 함께 목구멍을 통해 나오면 이것을 뱉어내면 된다.

생리식염수는 피지오머가 좋은데 이는 프랑스 지중해의 깊은 심층

수에서 얻는 소금물로 살균 세정이 되어 안심하고 사용할 수 있는 치료제이다. 이를 콧 속에 분사하여 다른 쪽 코로 나오게 하거나 입으로 뱉어내면 된다.

참고로 요즈음 「코크린」이라는 비강 세척기가 나와 편리하게 사용할 수 있다.

9. 차요법

    천연 약재나 천연 재료를 이용한 차는 차 한 잔의 여유도 좋지만 차 속에 담긴 성분이 질병을 고쳐 주기도 하여 좋다.

    따스한 차 한 잔을 손에 감싸고 있노라면 몸의 긴장이 풀리고 복잡한 일상이 잠시 평온해짐은 누구나 경험하는 바이다. 찻물의 뜨거운 김은 얼굴, 특히 코의 긴장을 풀어 갑갑했던 코가 풀리기도 한다.

    차는 마시기도 하지만 머리가 무겁고 불면증이 있는 사람은 차베개를 만들어 베기도 한다. 평소 머리가 무거운 사람이라면 차 베개를 만들어 이용하는 것이 좋다.

    차 베개를 만드는 방법은 극히 간단하다. 마시고 남은 차잎을 말렸다가 베개 속에 넣으면 된다. 이것을 베고 자면 스트레스로 인해 탁해진 머리가 맑아지고 은은한 차 향기가 편안하고 깊은 잠을 잘 수 있도록 해준다. 특히 머리를 많이 쓰거나 수면이 부족한 수험생에게는 약침이 될 수 있다.

차 베개는 신생아에게도 좋다. 조선시대에 쓰여진 〈규합총서〉에서는 아기를 잘 자라게 하는 비결의 하나로 머리를 차게 할 것을 이르고 있다. 아기에게 차 베개를 베도록 하면 차의 찬 성분이 태열을 식혀준다. 땀을 많이 흘려 목덜미에 생기는 습진 예방에도 좋다.

차 베개에 넣을 차 재료는 값이 싼 무거리 차를 구해 우려 마시지 않은 그대로 만들면 효과가 더 높다. 그런데 차로만 만들면 가루가 날려 좋지 않으므로 베개 속에 넣을 때 메밀겨와 반반씩 섞으면 좋다. 속주머니를 만들어 차를 먼저 넣고 그 다음 겉주머니에 메밀이나 왕겨를 채우면 된다.

계절에 따라 제철에 나오는 국화잎이나 아카시아 잎 등 그 시기에 맞는 꽃잎을 말려 함께 넣으면 향기와 효능이 더 좋아진다. 아침에 일어나면 몸이 가볍게 느껴진다.

단 쓰고 있는 차 베개는 햇볕에 자주 말려야 하며, 1년에 한 번 씩 속을 갈아주어야 한다.

연약한 피부가 짓무르거나 태열이 있는 신생아들에게는 차로 목욕을 시키면 효과가 있다. 차를 우려낸 물로 목욕을 시키면 수돗물에 있을 수 있는 중금속이 해독돼 아기 피부가 보호되고, 허벅지나 기저기로 인해 생긴 습진도 없어지며, 태열도 가라앉는다. 차에 들어 있는 사포닌 성분이나 기름기 또는 냄새를 없애주는 수렴 성분이 그 같은 효과를 가져다 주는 것이다.

차 목욕을 시킬 때는 신생아가 잠길 정도의 목욕물을 받아 여기에 녹차 3티스푼을 다관에 우려 그 물을 목욕물에 함께 섞는다. 또는 봉지 차 3개를 목욕물에 그대로 담아 써도 된다. 베 주머니에 차 잎을 넣어 목욕물에 담근 채로 목욕을 해도 된다.

1) 갈근차, 국화차

갈근차가 코 알레르기에 좋은데 갈근을 칡이라고도 한다.

예로부터 갈근은 독을 없애고 열을 풀어주는 약으로 써왔는데 물 1,000cc에 칡뿌리 말린 것 40g을 넣고 30분 가량 끓여서 마시면 차대용으로 좋다.

국화차도 코 알레르기나 축농증의 코막힘에 효과가 있는데 국화는 크기에 따라 대국, 소국으로 나누고 국화잎을 물 1,000cc에 20g 정도 끓여 하루에 두세 번 마신다.

국화는 그늘에서 잘 말려 습기 없는 곳에 매달아 놓고 차 원료로 쓰는데 마른 국화꽃을 꿀에 버무려 밀봉한 다음 잘 보관하면 차로 마시기 쉽다.

보통 3~4일간 묵혔다가 뜨거운 물에 타서 마시면 독특한 향미로 즐길 수 있다.

2) 녹차

신문기사에 녹차를 많이 마시면 체내에 중금속이 축적되는 것을 방지하고 알레르기 억제에 효과가 있는 것으로 밝혀졌다고 나온 적이 있다.

한국 식품과학회 주최로 서울 롯데 호텔에서 열렸던 국제 녹차 심포지엄에서 일본의 스기야먀 기요시 교수(시즈오카 현립대 한방연구소)는 연구 논문 '차의 알레르기 억제 효과'를 발표했다.

그는 쥐에게 알레르기를 일으킨 다음 차를 투여한 결과 차의 카테킨

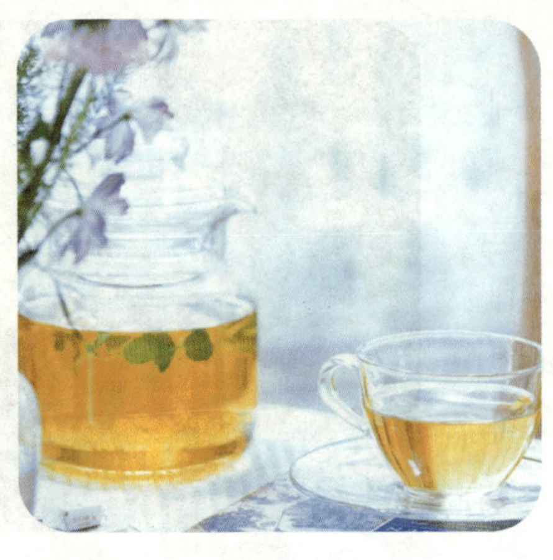

이 체내에서 작용, 알레르기를 경감시킨다는 사실을 알아냈다고 한다.

하루에 차를 10잔 정도 마시면 알레르기가 50% 가량 경감되며 이는 현재 알레르기 치료에 널리 쓰이는 트라니라스트와 거의 같은 정도의 효과를 보인다. 스기야마 교수는 차의 효과는 지속 시간이 3~6시간이었다며 "알레르기를 감소시킬 목적으로 차를 마실 경우 3시간에 1번 정도 마시는 것이 좋다"고 권했다.

우선 비염으로 고생하는 환자들이라면 평소 죽염 녹차를 가까이하는 것이 치료에 도움이 된다. 감기를 동반하는 비염에 재채기로 시작하는 초기 증세가 나타나면 녹차를 진하고 뜨겁게 우려 꿀을 타서 한 컵 마신다. 그러면 부었던 목이 가라앉고 목소리가 풀린다.

비염은 주로 건조한 저녁에 증세가 나타난다. 잠자리에 들기 전 차 6g에 물 1컵을 붓고 3분간 끓인다. 차 한 잔 분량에 죽염 2티스푼 정도를 넣는 것이 알맞다. 이것을 미지근할 정도로 식혀 이 물로 콧속을 씻는다. 두세 차례 계속 반복하면 코가 한결 편안해진다. 콧속을 소독한 다음 탈지면에 이 찻물을 적셔 콧구멍에 넣어두어도 효과가 있다.

찻물의 뜨거운 김을 이용하기도 한다. 차를 진하고 뜨겁게 끓여 그 김을 코로 들이마시면 막혔던 코가 시원해진다. 축농증 증세로 코 막힌 소리가 나면 죽염 녹차를 적당히 식혀 한 쪽 코를 막고 들이마셨다가 다시 흘려 내보낸다. 2~3회에 걸쳐 양쪽을 번갈아 하다보면 갑갑했던 코가 풀리고 콧물도 더이상 흐르지 않는다.

3) 신이화 (목련 꽃봉오리)

코 알레르기를 치유하는데 효과가 있는 소청룡탕에 '신이'를 더하면 효과가 더욱 좋아진다.

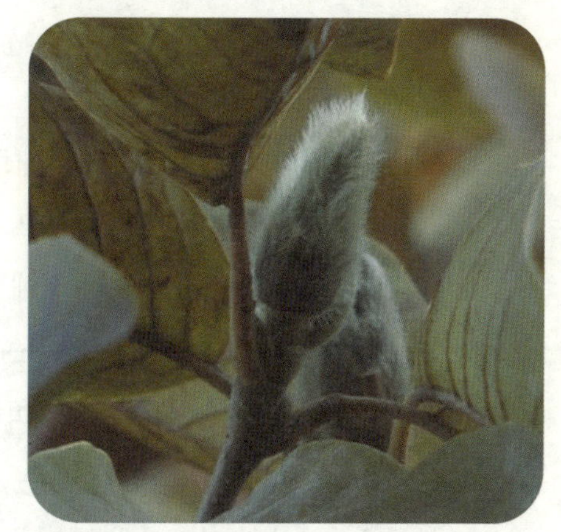

여기서 신이라 함은 백목련의 꽃봉오리 꽃망울을 말하는데 한방에서는 약재 이름으로 신이화辛夷花라 부른다.

백목련은 이른 봄에 피기에 '영춘화' 라고도 하고 꽃망울이 붓끝과 비슷하다고 '목필' 이라고도 부른다.

약간 매운 맛을 지니고 있어 신이화라 부르는데 이 매운 기운은 밖으로 퍼지는 성질이 있어 코가 막혀 머리가 멍멍한 것을 소멸시켜 주고 콧물을 시원하게 뚫어준다.

백목련 꽃망울은 콧병에 특히 효과적이어서 예로부터 콧병에 목련 꽃망울을 쓰지 않으면 효과가 없는 약이라고 칭해왔다. 신이화는 그대로 말려 쓰기도 하나 빻아서 쓰면 약효가 더 잘 우러난다.

백목련 꽃봉오리를 말려 뒀다가 차를 해서 마시면 축농증, 만성 비염에 좋다. 꽃봉오리가 맺는 시기를 지나 꽃 피운 것을 약으로 쓰면 고혈압을 예방하는데도 효과가 있다.

한편 말린 신이를 끓여 그 즙을 코 속에 떨어뜨리면 알레르기성 비염이나 축농증 증세가 많이 호전되고 코막힘이 해소된다.

신이화의 맛은 시고 성질은 평온하다. 폐로 약효가 들어간다. 임상 용으로는 부비강염의 코막힘, 누런 콧물에 효과가 있다. 신이화를 단 방으로 달여 신이화 차를 만들어 먹어도 코막힘을 해소시키는데 도 움이 된다.

4) 영지버섯

사상의학에서 볼 때 코 알레르기 환자가 제일 많은 체질은 태음인 이다. 태음인은 폐가 허약하고 수독이 차기 쉬운 체질이기에 음식이 나 약을 먹는 데서도 그런 점에 유의해 섭취해야 한다.

태음인은 먹는 양에 비해 소모하는 양이 적어 살이 찌기 쉬운데 이 럴 때는 고칼로리의 음식은 피하고 운동을 많이 해야 한다. 그리고 열이 있거나 수독이 있을 때는 영지버섯을 다려 먹는 것이 좋다.

영지버섯은 히스타민을 억제하는 효능이 있어 알레르기나 기관지 천식이 악화하는 것을 완화시키기도 한다. 그러므로 호흡이 곤란하 거나 기침이 심할 때 진정작용을 해주는 효과가 있는 영지 12g에 물 한 대접을 넣고 달여 마시는 것이 좋다. 물이 어느 정도 졸아들면 하 루에 2번 정도 나눠 마신 다.

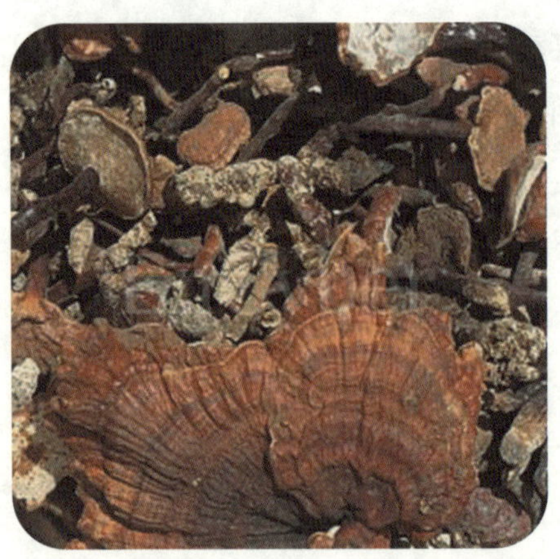

예로부터 영지는 한방 에서 신비의 약재로 다뤄 져 왔고 우리의 산삼과 비겨 불로초라고도 했다. 영지가 처음 문헌에 나타 난 것은 약 이천년 전 중 국의 약서인 신농본초경

에서다.

만년초, 신초, 복초, 불사초라고도 불리는 영지는 몸이 가벼워지고 늙지 않아 신선이 되는 약이라고도 했다.

최근 들어 영지에 대한 효능이 속속 밝혀지고 있는데 호흡기 계통에 효과적인 것 말고도 고혈압, 동맥경화, 당뇨, 어지럼증에도 좋고 심지어는 암 치료에도 효과가 있다고 말한다.

영지는 달여서 마시기도 하지만 둥근알약(환약)으로 빚어 복용하기도 하고 드링크제로 만들어 마시기도 한다.

10. 집에서 할 수 있는 축농증 치료법

■ 도꼬마리 열매 (창이자)

보드랍게 가루 낸 것을 95% 알코올에 12일 동안 담궈서 가라 앉힌 것을 햇볕에 말려 꿀로 반죽한다. 이것을 0.5g 정도의 알약으로 만들어 한 번에 두 알씩 하루 세 번 2주일 동안 먹는다.

코 안의 염증을 가라앉히는 작용을 하여 만성 비후성 비염에 효과가 있다.

■ 현삼

신선한 것을 짓찧어 즙을 내어 코 안에 바르던가 햇볕에 말려 가루 낸 것을 코 안에 뿌려 준다.

염증을 가라앉히는 작용이 있어 비염, 인후두염, 입안염, 상기도염 등에 널리 쓰인다.

■ 모란 뿌리껍질 (목단피)

한 번에 5~6g을 물에 달여 하루에 한 번씩 열흘 동안 자기 전에 먹으면 알레르기성으로 자주 오는 비염에 효과가 있다.

■ 석창포, 주엄나무가시 (조각자)

석창포와 주엄나무가지를 각각 같은 양을 가루 내어 천에 4g정도 싸서 콧구멍 안에 넣고 40분~1시간 정도 반듯하게 누워 있으면 막힌 코가 뚫린다.

■ 무 (나복근)

맵지 않은 무를 갈아 즙을 낸 다음 성냥개비 끝에 약솜을 감아 즙을 적셔 하루에 두세 번 코 안에 바르면 막혔던 코가 금새 뚫린다.

■ 배시럽연근즙

배는 예로부터 변비와 배뇨에 좋다고 알려졌다. 한방에서는 배를 여러 가지로 써왔다. 담이 나오는 기침에는 배즙에 연근즙을 섞어 먹으면 기침으로 인한 불안정을 다소 회복할 수 있다.

연근즙 대신 생강즙을 섞어 먹어도 좋다. 소화력이 약한 사람은 배를 먹으면 설사를 일으키기도 하므로 많이 먹지 않도록 한다.

■ 수세미즙

가을에 잘 익은 수세미를 골라 즙을 내고 얼음 설탕과 함께 달여 마시면 가래가 진정되고 천식에 좋은 효과를 낸다.

수세미를 구하지 못했을 경우에는 오이를 강판에 갈아 즙을 마신다. 3개 정도 즙을 내어 마시면 효과를 볼 수 있다.

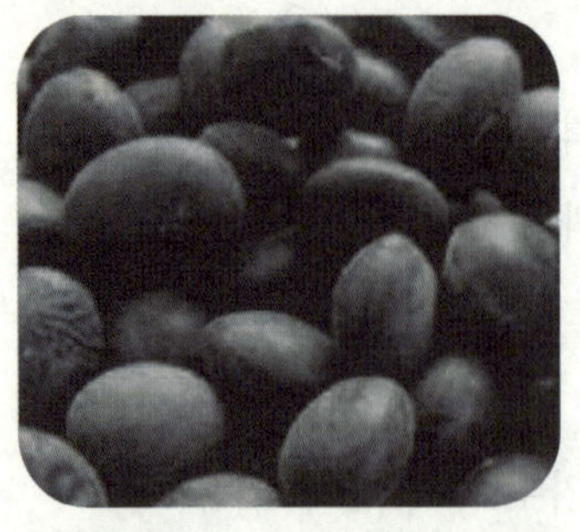

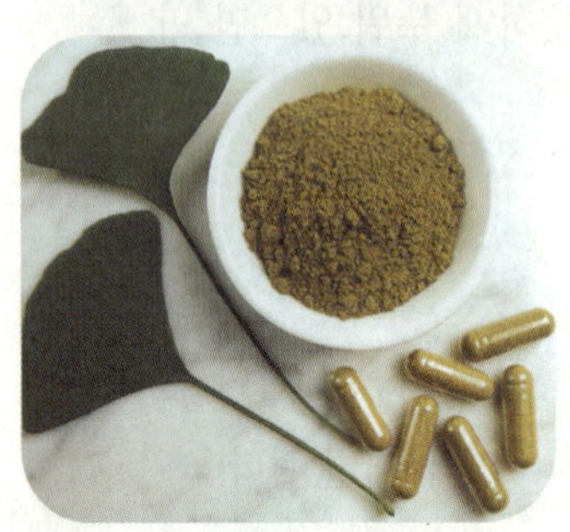

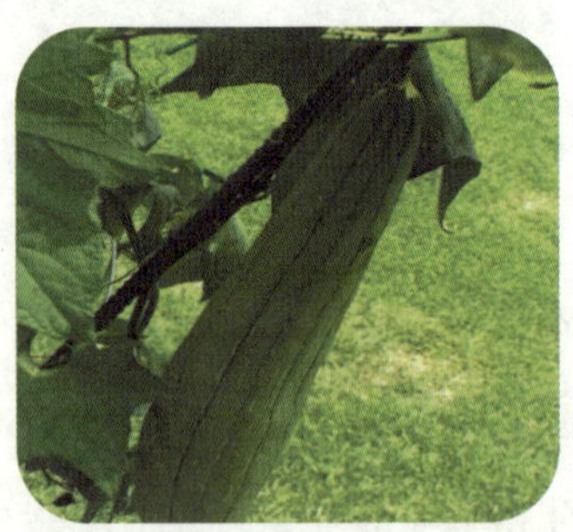

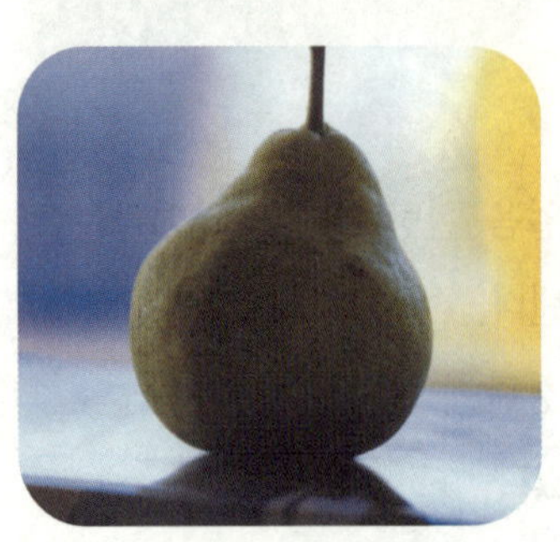

■ 기름에 절인 은행

가을에 신선한 은행을 골라 껍질을 벗기고 유리나 사기그릇에 담아 콩기름 또는 식물성 기름을 부은 다음 뚜껑이나 랩으로 밀폐해 3개월 정도 저장해 두었다가 아침과 저녁에 한 알씩 먹는다.

기름에 튀긴 것이나 삶아서 익힌 것, 불에 구운 것 등을 매일 꾸준히 먹으면 가래를 가라 앉힐 수 있다. 단 날 것은 먹지 않도록 한다.

■ 검은 콩 삶은 물

검은 콩 2큰술을 냄비에 넣고 물 3컵을 부어 오랫동안 뭉글하게 달여 진하게 마시면 기침이 멎는다. 흑설탕을 조금 넣어서 끓이면 독특한 냄새가 없어진다.

■ 간장에 삶은 머위

잎과 줄기를 잘게 썰어 묽은 간장에 삶아 먹는다. 고기 음식에 섞어 먹으면 무리 없이 먹을 수 있다.

매일매일 머위를 반찬으로 조리해서 꾸준히 먹으면 발작증세가 가라앉게 되고 체질도 개선된다.

11. 중간에 치료를 중단하지 말아야

"병은 스스로 만든다"라는 말이 있듯이 어떤 병이 초기에 나타나면 그 단계에서 완전히 근절해 버려야 한다. '이 정도면 됐겠지' 하고 중간에서 치료를 그만 두면 나중에 더 힘든 싸움을 벌여야 한다.

증상이 나타나지 않는다고 치료가 다 된 것은 아니며 이 때 복용을 멈추거나 치료를 중단하면 병은 약에 대한 저항력을 기르면서 더욱 깊어질 수 있으므로 그 후의 치료를 무척 힘들게 만든다.

일단 증상이 소실되었더라도 2~3개월 간은 더 약을 복용시켜야 재발없이 근치할 수 있다. 한방약은 체질을 바꾸어 주어 증상이 다시 나타나지 않도록 유지시켜 주는 작용을 한다.

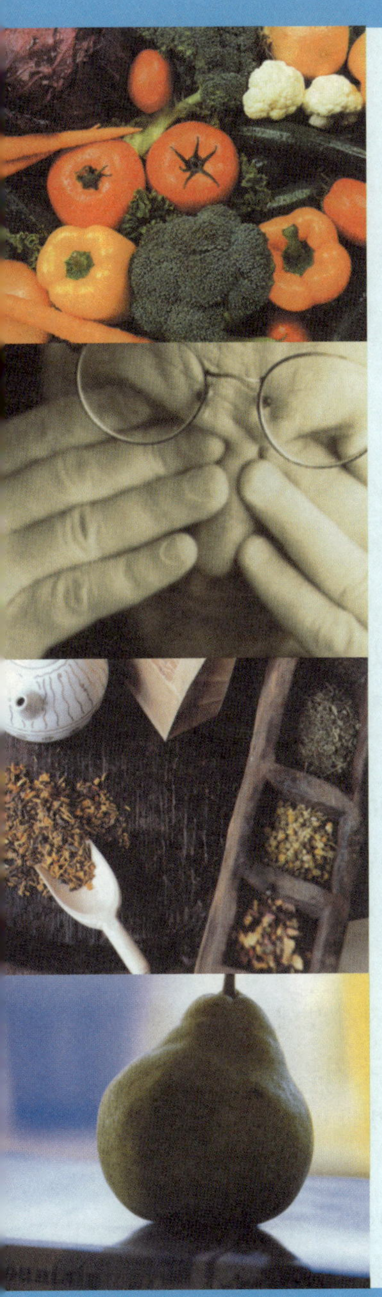

Chapter 7

체질에 따라
다른 치료

1. 사상의학

요즘 들어 '체질'에 대한 관심이 높아지고 있다.

체질이란 각 개인이 가진 정신적 혹은 육체적인 특징을 합하여 일컫는 말이다.

이제마의 사상의학四象醫學은 조선시대 말엽(1894년) 개개인의 성정 편차에 따른 신체의 특징 및 생리, 병리, 진단, 치료 및 섭생에 이르기까지 구체적으로 제시하고 있어 단순히 이론적 가치에 그치지 않고 치료의학으로써 널리 쓰이고 있다.

이제마는 이름있는 의서를 두루 통달하여 자기 병에 응용할만한 치료방법을 여러 가지로 시도해 보았지만 결국 치료하지 못하면서 스스로 사람은 각자 체질이 다르고 이에 따라 병과 약에 차이가 있음을 주장하였다.

사람에게는 태양인, 태음인, 소양인, 소음인의 네 가지 체질이 있고 체질에 따른 올바른 치료가 질병을 제대로 관리할 수 있다는 이론을 제시하였다.

현실적인 측면에서 독특한 체질에 따른 치료와 약물은 물론 정신과 육체의 조화, 올바른 인간관계, 바람직한 사회활동, 나아가서는 이상적인 자기성취에 이르기까지 서로 연계를 갖고서 실생활과 임상에 응용할 수 있는 새로운 방향을 제시한 이론이다.

이제마가 평생 동안 병마와 싸우는 과정을 통하여 정립된 사상의학이 지니는 특징은 다음과 같다.

첫째, 품수 의학적인 면이다. 품수라 함은 체질은 선천적으로 결정되므로 부모와 조상의 특징을 생김새와 성품에서 질병의 경향에 이르기까지 전하여 받는다는 것이다.

이러한 점과 연관되는 내용으로 사람마다 혈액형이 부모와 자식간에 일정한 규율에 따라 전해져 내려감을 알 수 있고, 부모가 혈압이 높거나 중풍을 앓는 사람들은 자식도 그러한 경우가 많으며, 소화기능이 약한 부모를 가진 사람은 다른 사람에 비하여 그 발병빈도가 높으며, 색맹이나 혈우병 또는 정신질환에 있어서 자손에게 그 영향이 전해지는 유전적 소인이 있음이 밝혀진 것을 볼 때 이러한 품수에 대한 내용은 의학에 충분히 참고되어야 할 가치가 있다고 보는 것이다.

둘째, 심신 의학적인 면이다. 이제까지의 의학은 주로 우리의 눈이나 감각기관을 통하여 확인이 가능한 환자의 몸을 치료의 대상으로 삼았다. 그러나 사람은 몸으로만 구성되어 있는 것이 아니고 마음이 같이 있어야만 사람으로서의 가치를 충분히 발휘할 수 있는 것이다. 사람이 마음이 없고 몸만 있다면 다른 무생물과 다를 게 없다.

따라서 병을 치료하는데 있어서도 몸과 마음을 동시에 다루어야 한다는 것이다. 정신은 육체의 일부에 해당하는 것이 아니고 동등한 비중으로 우리 인체를 구성하고 있는 까닭에 병을 유발시키는 과정에서도 중요한 작용을 하고, 체질형성에 있어서도 깊게 관여되어 있으므로 이를 중요시하여야 한다는 것이다.

셋째, 체질 의학적인 면이다. 이는 주로 치료면에 있어서 체질에 따라 차이가 있으므로 이를 감안하여 동일한 병이라 하여도 치료방법을 다르게 적용할 필요가 있다. 즉 다른 말로 표현하면 개체를 중요시한 것이다.

임상에서 많은 의사들이 실제 경험하는 어려운 점 중의 하나가 바로 이 점이다.

예를 들어 같은 질병에 응용할 수 있는 A라는 약과 B라는 약이 있을 때 A라는 약을 투여하여 낫는 환자가 있는가 하면, A약이 전혀 효과가 없고 오히려 B약이 효과를 나타내는 경우를 접하게 되고, A나 B가 아닌 C라는 약으로만 효과를 보는 경우를 볼 수 있는 것이다. 이러한 경우 이를 받아들이는 인체의 개체성의 문제를 들 수 있다.

사상의학은 결국 같은 병을 앓고 있더라도 사상인에 따라 병의 증상이나 약물적용이 다르므로 체질에 알맞게 처방하여 치료효과를 극대화시킬 수 있도록 한 우리 고유의 의학이론이다.

2. 코 알레르기 환자 태음인이 70%

인간은 천부적으로 물려받은 장부의 허실이 있고 사람마다 각기 체질이 다른 만큼 그 체질에 맞는 약을 써야 한다. 특히 한방은 체질에 알맞은 약을 쓰면 효과가 더 빠르다.

따라서 자신의 체질을 정확히 알아서 적절한 섭생을 하고 질병이 생겼을 때 적합한 치료 약을 쓰는 것이 바람직하다.

한 마디로 체질은 그것의 극복에 의미가 있다. 이론 이것은 상식 또는 통상적인 의학의 반경을 뛰어넘는 것이다. 하지만 '체질 불변의 원칙' 은 사상의학의 기본 원리 중 하나이다.

서양의학에서 많이 거론되는 알레르기 현상도 이러한 체질적 소인과 관계가 있다.

코 알레르기 환자를 체질별로 나누어 보면 태음인이 약 70%, 소양인 20%, 소음인 10%, 태양인 1%의 순으로 나타난다.

3. 체질적인 특성 – 나는 어느 체질일까?

체질이란 인간 개개인이 가지는 신체의 개성이다. 인간은 외모 뿐만이 아니라 체내의 오장육부의 구조와 기능 또는 정신상태나 기질 등도 제 나름대로의 특징이 있다.

사상의학에서는 이와 같은 인간의 체질적 특성과 장부의 허실에 따라 4가지 체질로 구분하고 있다.

1) 태음인

한국인에 있어서 태음인이 차지하는 비율은 50%정도다.

태음인의 외모는 서 있는 자세가 굳건하나, 목덜미의 기세가 약하다. 키가 큰 것이 보통이고 작은 사람은 드물다. 대개는 살이 쪘고 체격이 건실하다. 태음인은 얼굴 모양, 말솜씨, 몸가짐에 위풍이 있고, 무슨 일에도 잘 가다듬으며 공명정대해 보인다. 정직하고 매사에 신중하게 행동하며 믿음직스럽다.

보수적이고 변동을 싫어하며 예의 범절이 바르다. 꾸준한 노력과 인내심은 사업을 잘 성취시킨다. 사업가 기질로 사업가가 적성에 맞는다. 겉으로는 점잖은 태도를 보이나, 내심은 의심이 많고 욕심이 많다. 겁이 많고 둔하고 게으른 단점이 있다.

태음인은 땀구멍이 잘 통하여 땀이 잘 나면 건강한 것이다. 태음인은 호흡기와 순환기 기능이 약해서 천식, 기관지염, 알레르기성 비염, 심장병과 혈압 등에 걸리기 쉽다. 아토피나 습진, 두드러기와 같은 피부질환, 대장염, 치질, 노이로제 등은 유의해야 할 질병이다.

태음인은 식사를 많이 하는 것에 비해 활동량이 적어 비만하거나 변비가 생기기 쉽다.

2) 태양인

태양인은 한국인의 1%미만을 차지하는 체질로 가장 적다.

사상체질 감별에는 외모, 심성, 병증 등 세 가지를 주요한 지표로 사용하는데, 태양인은 외모로 볼 때 가슴 윗부분이 발달된 체형이다. 목덜미가 굵고 실하며 머리가 크다. 대신 허리 아랫부분이 약한 편이다. 엉덩이가 작고 다리가 위축되어 서 있는 자세가 안정되어 보이지 않는다. 하체가 약한 편이므로 오래 걷거나 서 있는데 힘이 든다. 용모가 뚜렷하고 살이 비후肥厚하지 않다.

태양인 여자는 몸이 건강하고 실하지만 옆구리나 허리가 빈약해 자궁의 발육이 나빠 임신을 하지 못하는 경우가 있다. 전체 사상인 중 숫자가 적어서 흔히 알아볼 수 없는 체질이다.

성격은 항상 앞으로 나아가려고만 하고 물러서려 하지 않는다. 용맹하고 적극적인 성격으로 남성적인 성격이 강하고 여성스러운 면모가 결핍된다. 따라서 태양인은 좋게 얘기하면 과단성이 있는 지도자

형이고, 나쁘게 얘기하면 독재자형이다.

남성적인 성격으로 적극성, 진취성, 과단성이 있는 것은 장점이나 독선적이고 계획성이 적고 치밀하지 못한 단점이 있다. 행동에 거침이 없으며 후회할 줄 모른다.

그래서 태양인 중에 군인들이나 정치가가 많다. 역대 대통령 중에 박정희 대통령, 유럽을 지배하는 나폴레옹 등이 태양인이었고, 사상의학의 창시자인 이제마 선생도 태양인이었다.

태양인은 반위증이 많아 연하곤란으로 음식물을 넘기지 않고, 이때 토하는 증세를 자주 보인다. 간 기능이 약해 칼로리가 높은 단백식품을 즐겨 먹으면 간에 부담을 주어 간염, 간경화와 같은 질병이 생길 수 있다.

3) 소음인

소음인은 한국인의 20%를 차지한다.

외모적 특성은 엉덩이가 크고 앉은 자세가 성장하나 가슴둘레를 싸고 있는 자세가 외롭게 보이고 약하다. 보통은 키가 작고, 상체보다 하체가 균형있게 발달하였으며, 걸을 때는 앞으로 수그린 모습을 하는 사람이 많다. 전체적으로는 체격이 작고 마르고 약하다. 그러나 소음인 여자는 태양인의 여자와 반대로 엉덩이가 크고 자궁의 발육이 좋은 체형이므로 아이를 잘 낳는다.

성품은 유순하고 침착하며 사람을 잘 조직하는데 능하다. 내성적이며, 여성적인 면이 강하고, 추진력이 약하지만, 생각이 치밀하고 침착하다. 개인주의와 이기주의가 강해 남의 간섭을 싫어하고 질투심이나 시기심이 많아 한 번 감정이 상하면 오래도록 풀리지 않는다. 소음인에게 직업은 주로 공무원, 교사, 의사, 약사, 사무직 등이 적합하다.

소음인은 음식 소화가 잘되면 건강함을 느낀다. 소음인은 비위가 허약해 이로부터 비롯되는 병이 많다. 평생 위장병을 가지는 사람 중에는 소음인이 많다.

소화가 안되고 명치끝이 아프고 속이 더부룩해서 항상 얼굴표정이 어두우며, 음식을 먹는 양도 적고 빙과류 같이 찬 것이나 생맥주 같은 것을 먹으면 설사하기 쉽다.

소음인은 비대하지 않고 몸이 차므로 땀을 많이 흘려서는 안되는 체질이다. 무리한 운동으로 땀을 많이 내면 기력이 달리고, 몸이 더욱 차가와져 병이 생기기 쉽다.

소음인은 즐거운 일을 당하면 그 즐거움을 금방 표출하는 것이 아니고 깊숙이 간직하는데, 감정을 숨기지 말고 반응하는 것이 좋다. 너무 깊이 즐거움을 간직하면 내장이 상할 뿐 아니라 그로 인해 기쁜 일을 당할 때 기쁨에 더 쉽게 격동한다.

4) 소양인

소양인은 한국인의 30%를 차지한다.

태양인과 마찬가지로 외모 상 가슴 부위가 성장한 반면 엉덩이 아래는 약하다. 상체가 실하고 하체가 가벼워서 걸음걸이가 날래다. 엉덩이 부위가 빈약하기 때문에 앉은 모습이 외롭게 보인다. 말하는 것이나 몸가짐이 민첩해서 경솔하게 보일 수도 있다.

성격은 행동거지가 활발하고 몸가짐이 날래 시원시원하다. 반면 항상 일을 벌리면서 거두어 정리하지 않고, 밖으로 돌면서 안을 지키려 하지 않는다. 밖에서 다른 사람을 돕는 일에는 신바람이 나면서도 집안 일에 대해서는 등한시하는 편이다.

소양인은 매사에 활동적이고 열성적이다. 솔직담백하며, 의협심이나 봉사정신이 강하다. 성미가 급한 것이 단점이고 싫증을 잘 느끼며 끈기가 부족하다. 소양인의 직업은 활달한 성격에 맞는 외교관, 전도사, 연예인 등이 어울린다.

병증으로는 대변이 잘 통하면 건강한 상태다. 평소 때 대변보는 것이 순조롭다가도 몸이 불편하거나 여행을 하면 변비부터 나타난다.

4. 체질에 따라 치료 방법도 다르다

한방은 체질에 알맞은 약을 쓰면 효과가 더 빠르다.

코 알레르기가 태음인에게 많은 것은 태음인은 간대폐소肝大肺小한 형이기 때문이다. 비교적 간의 기능이 좋은데 비해 폐 기능이 약하고 냉하다. 폐가 냉하면 콧물이 다량으로 흐른다. 따라서 콧물과 재채기가 많다. 코 알레르기 등의 코 질환과 기관지 천식, 아토피성 피부염 등이 많고 땀이 많다.

소음인은 신대비소腎大脾小한 체질로 콩팥기능은 좋으나 소화기가 약해 위무력증이나 위하수, 소화불량 등이 많다. 소음인은 몸이 냉하고 손발이 차며, 월경이 고르지 못하고, 냉대하가 많다. 소음인 코 알레르기 환자는 콧물과 재채기, 코막힘이 복합적으로 나타난다.

소양인은 비대신소脾大腎小한 체형으로 소화기능은 좋으나 콩팥기능이 약해 부종과 요통 등이 많다. 그리고 방광이 약해 여성들은 소변이 자주 마려운 오줌소태에 걸리기 쉽다. 게다가 여성불임과 남성불임증이 많으며 정력이 비교적 약하다. 코 알레르기에서는 코막힘이 비교적 많이 생긴다. 윗몸에 열이 많이 쏠려 있기 때문이다. 열에 의해 코가 건조해지고 막히는 것이다.

그러므로 코 알레르기의 치료를 위해 태음인은 소청룡탕에다 온성인 약을 더 넣어 쓰고, 소양인에게는 소청룡탕에 찬약인 냉성약을 넣어 쓴다. 소음인은 소청룡탕에 몸을 따뜻하게 하는 열약인 부자 등을 사용하면 효과가 있다.

알레르기 질환에 자주 쓰는 체질 처방으로는 이밖에 태음인은 갈근해기탕, 마황발표탕, 소양인은 형방패독산, 소음인은 천궁계지탕, 곽향정기탕 계통의 한방약을 응용하면 효과가 높다.

이 때 자신의 체질과 다른 약은 부작용이 심하기 때문에 정확한 진단을 받아야 한다.

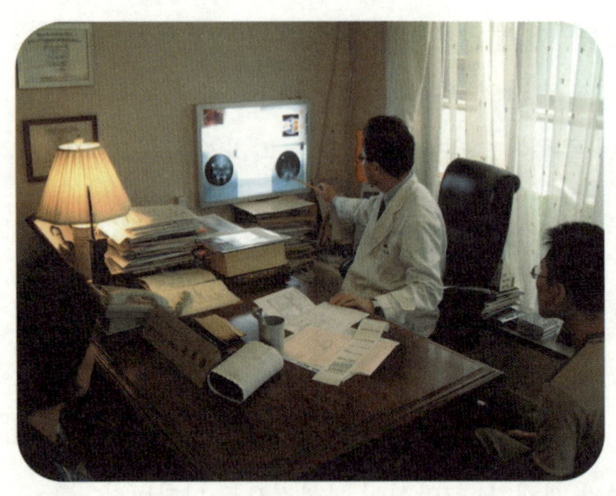

5. 내 체질에 맞는 음식

예로부터 의약과 음식은 그 근원이 같다고 했다. 약식동원藥食洞源으로 질병의 예방과 치료에 있어 일상의 식사가 의학 못지 않은 중요성을 가지고 있다는 것이다.

음식은 약물보다 기氣의 편향이 적어, 약물에 비해서는 인체에 민감하지 않다. 하지만 그 가운데도 체질에 따라 유리한 음식과 불리한 음식은 분명히 있으며, 비록 그 영향이 적더라도 식습관은 장기간 계속되는 것이므로 오히려 약물보다 중요한 의미를 갖는다.

체질에 맞는 음식은 최상의 보약이 되지만 체질에 맞지 않는 음식은 독이 되어 인체에 쌓이면 병을 유발하고 건강을 해치게 된다.

그러므로 나에게 어떤 음식이 좋고 어떤 음식이 해로운 지 알고 있다면 많은 도움이 될 것이다.

(1) 태음인은 일반적으로 체구가 크고 위장기능이 좋은 편이어서

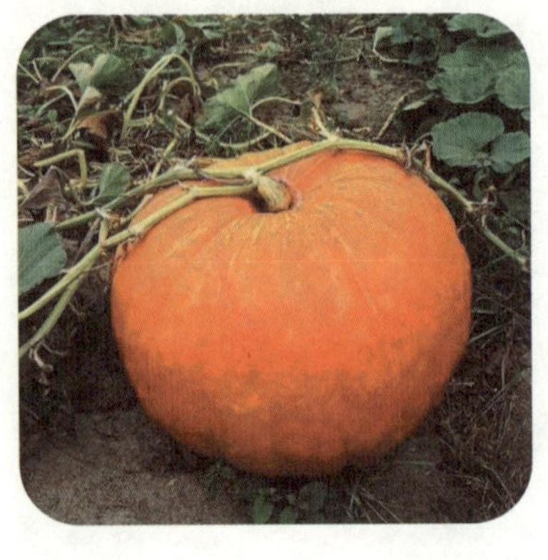

대체로 동·식물성 단백질이나 칼로리가 많은 중후한 성질의 음식이 좋다.

그러나 성격상 과식하는 습관이 있어 비만이 되거나 고혈압과 변비가 되기 쉬운 체질이므로 자극성있는 식품이나 지방질이 많은 음식은 피해야 한다. 과식을 피하고 항상 운동하거나 목욕을 자주 하여 땀을 자주 내는 것이 중요하고 변비를 없애는 식생활이 필요하다.

태음인에게 좋은 식품은 미역, 김, 배, 밤, 호두, 은행, 감, 살구, 자두, 복숭아, 무, 도라지, 고사리, 연근, 호박, 파, 토란, 송이버섯, 더덕, 고구마, 밀, 콩, 율무, 찹쌀, 들깨, 콩나물, 두부 등이다. 해로운 식품은 닭고기, 계란, 개고기, 염소고기, 돼지고기, 배추, 사과 등이다.

(2) 태양인은 기운이 위로 상승하기 쉬운 체질이므로 기운이 맑고 평탄하다. 맛이 담백하여 쉽게 소화 흡수되고 배설되어 기운을 하강시키는 음식이 좋고 보간생음補肝生陰하는 음식으로 지방질이 적은 해물류나 채소류가 좋다.

태양인에 좋은 식품은 메밀, 냉면, 새우, 조개, 전복, 굴, 게, 해삼, 붕어, 포도, 머루, 다래, 감, 모과, 송화가루 등이며, 해로운 식품은 맵고 뜨거

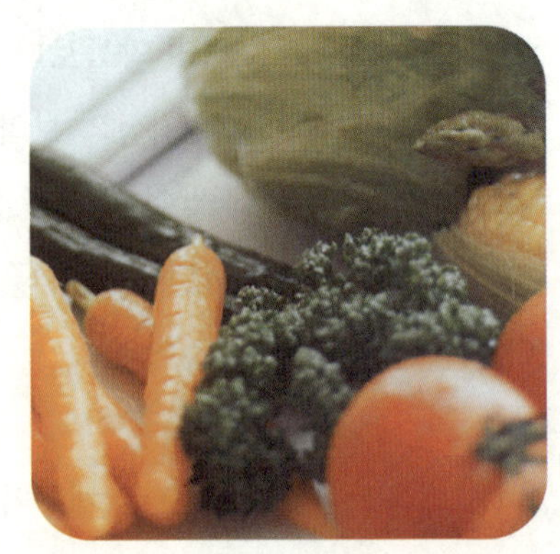

운 성질의 음식이나 지방질이
많은 음식, 밀가루, 육식, 마늘,
술, 인삼, 커피, 설탕 등이다.

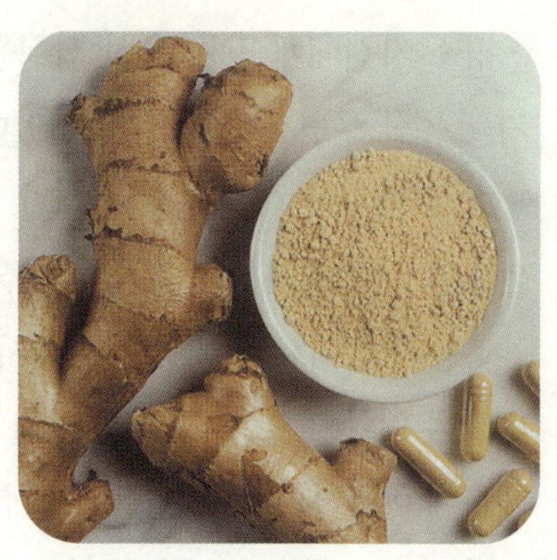

(3) 소음인은 소화기의 기능
이 약하여 항상 따뜻한 성질의
음식이나 신열성 조미료가 좋
다. 너무 기름진 음식이나 냉
랭한 음식은 설사를 유발하기 쉽다.

소음인에 좋은 식품은 양, 염소, 꿩, 고등어, 미꾸라지, 뱀장어, 대
추, 사과, 귤, 복숭아, 냉이, 당근, 미나리, 시금치, 양배추, 마늘, 후
추, 생강, 부추 등이고, 적합하지 않은 식품은 메밀, 배추, 배, 수박,
참외, 오이, 고구마, 밤, 호두, 녹두, 보리, 팥, 우유, 돼지고기 등이다.

(4) 소양인은 비위에 열이 많은 체질이기 때문에 성질이 서늘한 음
식이나 소화되기 쉬운 해물류가 좋고 음허陰虛하기 때문에 보음하는
음식이 좋다.

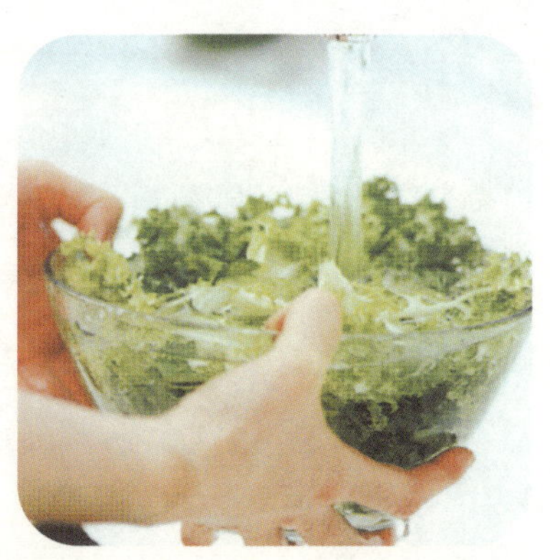

소양인에게 좋은 식품은 굴,
해삼, 전복, 복어, 수박, 참외,
포도, 사과, 딸기, 토마토, 오
이, 배추, 가지, 호박, 감자, 우
엉, 상추, 미나리, 보리, 팥, 녹
두, 참깨, 메밀 등이다. 해로운
식품은 닭고기, 쇠고기, 개고
기, 우유, 꿀, 인삼 등이다.

평소 자신에게 맞는 음식 섭취를 통해 질병의 조기 예방과 건강유지를 통한 무병장수를 꾀할 수 있다.

자기 체질이 어디에 속하는지 전문의에게 상의하여 음식을 가려 먹으면 치료 효과를 상승시키고 질병을 예방할 수도 있다.

축농증의 치료와 예방을 위해서는 환자 스스로의 일상 생활 중 각별한 주의가 필요하다. 특히 코의 기능은 위장과 밀접한 관계가 있기 때문에 이를 예방하려면 음식 섭취에 주의해야 한다.

인스턴트 식품이나 가공식품, 찬 음식 등은 위장에 부담을 주고 폐의 기능을 떨어뜨리므로 삼가고 자신의 체질에 맞는 음식을 섭취하는 것이 좋다.

음식의 섭취도 비염이나 축농증 발생의 중요한 요소로 등장하는데 체질에 맞지 않는 음식을 먹었을 경우 위장이 쉽게 상한다. 위장이 상하게 되면 양분과 에너지의 공급이 원활하게 이루어지지 않아 가장 손상되기 쉬운 점막 조직에 이상이 생겨 비염, 기관지염 등 각종 염증이 생겨나기 시작한다.

체질에 맞는 음식을 먹도록 하자.

나에게 맞는 음식 골라먹기

	좋은 음식	해로운 음식
태음인	미역, 김, 배, 밤, 호두, 은행, 감, 살구, 자두, 복숭아, 무, 도라지, 연근, 호박, 고구마, 송이버섯, 두부 등	닭고기, 계란, 개고기, 염소고기, 돼지고기, 배추 등
태양인	메밀, 냉면, 새우, 조개, 전복, 굴, 게, 포도, 감 등	밀가루, 술, 인삼, 설탕, 닭고기, 돼지고기 등
소음인	양, 꿩, 고등어, 뱀장어, 사과, 당근, 미나리, 부추, 귤, 냉이, 시금치 등	메밀, 배추, 배, 수박, 참외, 오이, 고구마, 밤, 호두, 녹두, 보리, 팥, 우유 등
소양인	굴, 해삼, 전복, 복어, 수박, 참외, 포도, 사과, 딸기, 오이, 배추, 호박, 감자, 녹두, 상추, 보리, 팥 등	닭고기, 쇠고기, 개고기, 우유, 꿀, 인삼 등

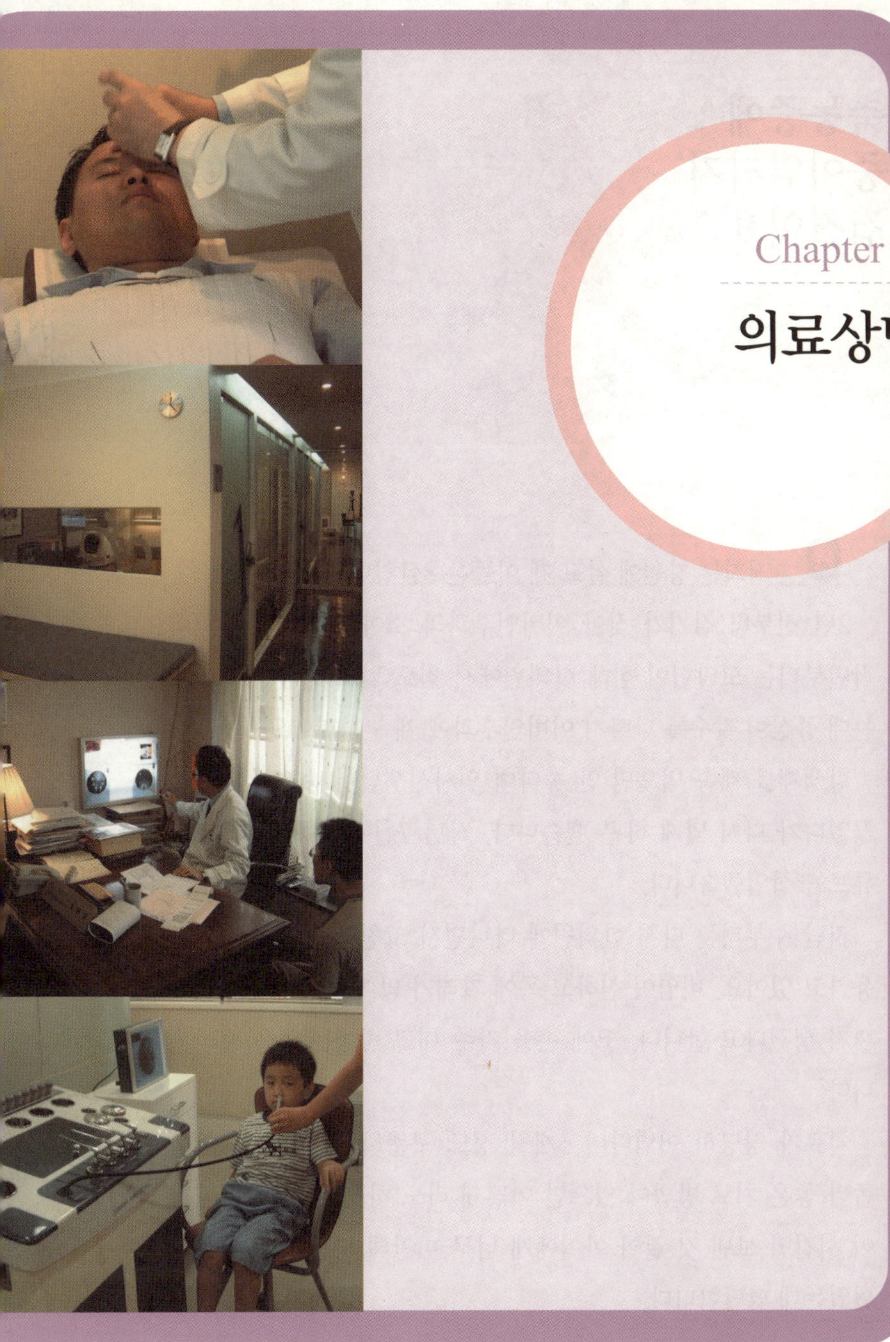

Chapter 8

의료상담

축농증에
중이염까지
겹쳤어요

Q__ 저희는 창원에 살고 제 아들은 8살입니다.

2년 전부터 감기가 잦아 이비인후과와 소아과 치료를 받았어요. 작년부터는 코막힘이 심해 한의원에서 침도 맞고 한약도 지어 먹었는데 증상이 갈수록 나빠져 이비인후과에 계속 다녔어요.

항생제를 계속 먹으면 안 좋다며 의사선생님이 중간에 약을 잠깐 끊었다가 다시 먹게 하곤 했습니다. 작년 7월에는 중이염으로 귀에 튜브를 삽입했습니다.

지난 주부터는 다시 한의원에 다니면서 코침도 맞고 한방약도 복용하고 있어요. 비염이 심하고 목에 가래가 많이 넘어가고 코에 물혹까지 생겼다고 합니다. 코에 손을 자주 대고 밤에는 입을 벌리고 잡니다.

치료가 상당히 어렵다며 6개월 정도 꾸준히 다녀보라고 합니다. 좀더 좋은 치료 방법이 있으면 어떻게 라도 하고 싶어요. 나아짐 없이 시간만 보낸 것 같아 아이에게 너무 미안해요. 병원도 열심히 다녔었는데 답답합니다.

A_ 비염과 축농증이 있는 어린이에게서 중이염이 병발하는 경우가 많으므로 환자는 2중고를 겪게 됩니다.

급성 비염이나 축농증이 있는 경우 콧속에 고여 있는 고름이 귀쪽으로 이행하여 중이 속에서 고름이 화농되면 중이염으로 발전합니다. 재발이 잘 되는 중이염 어린이를 관찰해 보면 대개가 축농증이 있으며 축농증 치료를 하지 않은 상태에서 재발은 기정 사실로 인정해야 하는 경우가 많습니다.

환자가 감기만 걸리면 중이염이 재발하는 경우는 감기로 인해 비강 속에 고름이 고이면서 자연스럽게 사골동, 접형동으로 이행하고 귓속으로 파급되면 중이염이 재발되는 것입니다. 그렇다고 무조건 축농증이 중이염으로 발전하는 것은 아니고 확률이 높다는 뜻입니다.

감기 증상에서 코막힘이 심해지면 자주 코를 풀게 됩니다. 이때 콧속의 공기담력이 순간적으로 저하되었다가 공기가 흡입되는 과정에 콧속에 고여 있는 고름이 고막 쪽으로 이행함으로서 중이염이 발생하는 원인이 되기 때문에 코를 세게 푸는 것을 주의해야 합니다.

중이염이 발생했을 때 다음 사항을 점검해야 합니다.

1. 코감기가 자주 발생하는가
2. 앞머리 쪽으로 두통증상이 있는가
3. 콧속에서 나쁜 냄새가 나는가
4. 목뒤에 가래가 자주 끼는가

최근에는 유아, 어린이에서 축농증이 많아졌으며 축농증의 합병증으로 중이염 환자가 많아지면서 치료가 쉽지 않은 예를 많이 볼 수 있습니다. 코감기가 심해지면 고약한 분비물이 많이 생산되어 콧속에 고이는 현상이 심해지고, 항히스타민 약제 같은 코감기 약의 남용으로 코점막이 건조해져서 점도가 높은 고름이 축적되는 축농증으로 발전하기 때문입니다.

알레르기성 비염의 콧물, 코막힘이 감기인줄만 알고 오랫동안 치료하지 않고 시간을 끌다보면 소아 알레르기성 천식이나 만성 축농증 등으로 발전됩니다.

아이들의 코는 작은 자극에도 예민해져서 다른 합병증으로 발전이 될 수밖에 없습니다. 그러므로 어린이들은 조기에 치료를 해주어야 합니다.

치료는 한약과 레이저치료, 물리치료 등을 병용해서 합니다. 기간은 비염과 축농증이 겹쳐 있을 때는 보통 6개월에서 1년이 소요되고 일단 콧물, 코막힘, 후비루 등 증상이 없어져도 3-5개월 정도 더 약을 복용시키는 것이 재발을 막아줍니다.

한약은 오랫동안 복용해도 부작용이 거의 없고 면역력이 좋아진다는 장점이 있으나 치료비가 다소 많이 든다는 단점도 있습니다.

코질환에 가습기가 좋은가요?

Q__ 만 4세 남아를 둔 주부입니다. 작년부터 코감기를 달고 살아서 빨래도 방 안에 널어보고 가습기도 틀어봤지만 기침이 더 심해지더라구요. 옆집 엄마는 코질환이 있는 아이에게는 가습기가 좋지 않다고 하는데 정말 그런가요? "코크린"도 구입했는데 이것만 사용하는 게 좋을까요?

A__ 한방병원에 내원하는 코 질환의 아이들 엄마가 늘 하는 말은 "우리 아이는 1년 내내 감기가 떠나지 않아 소아과를 제집 드나들 듯 해요"라는 것입니다.

이런 경우에 알레르기 검사를 해보면 대부분의 어린이들은 알레르기 물질이 발견되는 경우가 흔합니다. 감기는 바이러스에 의해서 일어나는 질환입니다.

감기를 일으키는 바이러스는 여러 가지가 있지만 그중에서 가장 높은 빈도를 차지하는 것은 리노바이러스Rhinovirus입니다.

리노Rhino라는 것은 바로 코라는 뜻입니다. 즉 코를 침범하는 바이러스라는 의미를 가지고 붙여진 이름입니다. 따라서 감기증상 중 코 증상이 많은 것이 이유가 있습니다. 따라서 감기와 알레르기성 비염이 혼돈되는 경우가 많습니다.

그러나 감기는 정상적인 면역기능을 갖춘 아이들의 경우 일반적으로 증상이 생긴지 1주일 내에 소실되는 경우가 대부분입니다. 그런데 1주일 이상 증상이 지속되고 계속 반복된다면 이는 통년성 알레르기성 비염일 경우가 많습니다.

특히 초등학교에 입학하기 이전의 아이들은 통년성 알레르기성 비염이 대부분인데 꽃가루와 같은 계절성 알레르겐에 감작되어 알레르기가 생기기 위해서는 수년 동안 이들 알레르겐에 반복되어 노출되는 기간이 필요하기 때문에 드뭅니다. 따라서 통년성 알레르기성 비염이 감기의 잦은 재발이나 부비동염으로 잘못 진단되는 경우가 종종 있습니다. 일반적인 감기가 1주일 이상 증상이 지속된다면 이는 감기가 아닐 가능성이 아주 큰 것입니다.

코알레르기의 한방원인은

첫째, 비기 허약한 경우로 어린 아이는 밥도 잘 먹지 않고 소화기가 약하며 눈 밑이 검푸르고 코가 잘 막히고 콧물이 많습니다.

둘째, 폐기 허약한 경우로 유난히 추위와 찬바람에 민감하고 맑은 콧물이 줄줄 흘러내리고 재채기를 심하게 하는 어린이입니다.

셋째, 신기 허약한 경우로 재채기가 빈번하게 일어나고 맑은 콧물이 멈추지 않는 어린이에게 나타납니다.

알레르기성 비염이 있는 어린이에게 적당한 실내 온도는 18-20℃

이고 습도는 45%입니다. 이를 유지하는 것이 알레르기 증상의 코막힘과 콧물, 재채기를 최소화하는 지름길입니다.

알레르기성 비염이 있는 어린이의 방에 가습기를 사용할 때 주의할 점은 가습기가 나오는 찬바람을 직접 쐬지 않도록 하는 것입니다. 찬 공기가 코 점막을 자극해서 증상을 더 악화시킬 수 있기 때문입니다. 또한 가습기는 하루 한 번씩 청소를 해주어야 합니다.

특히 여름에는 에어컨이 문제가 되는데 실내의 급격한 온도 차이로 알레르기성 비염 발작이 유발되는 경우가 있으므로 안팎의 온도 차이는 5℃이하가 되도록 합니다.

코크린으로 코 세척을 자주하는 것이 코막힘 해소에 도움이 됩니다.

축농증이
일곱살 때부터
6학년까지

Q__ 저희 아이는 6학년입니다. 7살 때부터 코 때문에 늘 고생을 했는데 이번에 병원에 가니 코 안의 고름 같은 걸 빼주던데 (면봉 같은 걸로 마취를 하고 침으로 코 안을 꽂아서 주사기로 물을 넣어서 콧물과 피가 나오게 하는 것) 그걸 일주일에 1번씩 하라고 합니다.

A__ 콧속에 분비물이 고여 있게 되면 콧속에 불쾌감을 일으키고, 순조롭게 공기를 호흡하는 것이 어려워지기 때문에 콧물을 풀어내거나 들이 마셔서 입으로 뱉어내게 됩니다. 이것은 분명히 콧속에 질병이 생겼기 때문입니다.

코가래를 계속 반복하여 뱉게 되면 그 자극에 의해 코 점막과 목구멍속의 점막에 염증을 일으키고 또 편도염과 인후두염을 악화시키는 경우가 있으므로 주의해야 합니다.

목구멍으로 코가래를 뱉어내는 습관이 있는 사람이 많습니다. 이것은 콧속 깊숙한 부위에 무언가가 걸려있는 듯한 느낌이 있는 일종의 노이로제 증상일 때도 있습니다.

또한 끈적끈적하고 세균에 의해 오염된 것 같은 콧물을 삼키는 것이 몸에 해롭지 않을까 걱정되기에 뱉으려고 하는 것입니다. 그러나 그것은 걱정하지 않아도 됩니다.

이 끈적끈적한 코가 위 속에 들어가지만 위 속에는 위산을 주성분으로 하는 위액이 많이 있기 때문입니다. 위 속에는 염산 같은 강한 산이 있기 때문에 몸 안으로 들어오는 세균을 살균하는 것입니다. 따라서 고름이 섞여 있는 콧물을 삼켜도 위에서 살균되어 무균상태가 됩니다. 따라서 몸에 해로울 것이라고 걱정하여 길가에 코가래를 뱉는 나쁜 습관은 버려야 합니다.

축농증의 고름은 사실상 균의 번식에 의하여 발생하는 것이 아닙니다. 코 점막 자체에서 분비되는 분비액이 콧속에 고이면서 점도가 차츰 강해지는 분비액의 축적으로 코 점막의 분비능력이 약화됨으로써 일어나는 병이지 세균학적인 질병이 아닙니다.

콧속에 물을 넣고 코를 뽑아내는 것은 생리식염수를 콧속에 넣는 것이지 물을 넣는 것은 아닙니다. 생리식염수는 우리 몸의 체액과 같은 농도인 0.9%식염수가 가장 좋은 효과가 있습니다.

축농증이나 비염이 생겨서 고름이 고일 때나 딱지가 있을 때 환자의 코에 고무튜브를 넣고 씻어내는 경우가 있습니다.

코 안에
혹이 있다고
합니다

Q＿ 저는 축농증으로 몇 년 고생했는데요. 몇 년 전에는 한의원에서 약도 지어먹었습니다. 그러나 그때 뿐이고 조금 지나면 또 심해지곤 합니다.

제가 병원가는 걸 무서워해서 조금 아파도 참고 있다가 얼마 전에 너무 아파서 갔는데 코 안에 혹이 있어서 수술을 해야 한다고 합니다. 저는 제가 비염인줄 알았는데 축농증이라 합니다. 수술하지 않고 치료할 순 없을까요?

A＿ 콧속에 물혹이 있는 환자들은 대부분 축농증이 있으며 이런 환자들은 감기증세만 있어도 재발되는 두통이나 코막힘으로 고생하게 됩니다. 물혹이 점점 자랄수록 코막힘이 더 심해지고 가래가 목 뒤로 넘어가서 고통을 호소하게 됩니다.

축농증이나 콧속의 물혹은 재발이 잘 된다는 점이 가장 문제입니다. 물혹 환자들은 약물치료가 힘이 듭니다. 따라서 수술을 권유하게 되는데 알레르기가 있는 경우가 있으므로 알레르기 치료도 함께 병행하게 됩니다.

수술요법은 염증이 있는 부비동을 개방하여 환기와 배농이 잘 되게 해주기 위한 것이며, 비중격만곡증, 물혹, 비후성비염 등 코 안의 병변을 교정하는 방법입니다.

수술은 최근에 도입된 코 내시경 수술과 회전식 축농증 흡입술을 이용합니다. 어린이의 경우에는 전신마취를 한 뒤에 수술하고 15세 이상의 어린이나 성인에게는 국소마취를 한 뒤에 수술을 합니다.

콧속에 생기는 물혹이나 축농증은 부비동의 입구가 분비물로 막혀서 잘 배출되지 않기 때문에 생깁니다. 부비동의 입구가 막힌다면 재발이 될 수 있으므로 수술 후에도 의사의 지시에 따라야 재발을 줄일 수 있습니다.

축농증 치료의 기본은 부비동의 환기 배설을 유지하는데 있습니다. 어린이의 경우나 급성 축농증의 경우는 우선 항생제를 중심으로 하는 약물 치료를 실시합니다. 급성 축농증은 우선 약물투여만으로 콧물의 고름이 치유되어 색깔이 엷어지고 점도가 낮아지며 양도 차츰 줄어들게 됩니다.

일반적으로 1-3개월의 투약 치료로 만족할만한 효과를 얻을 수 있습니다.

축농증은 코의 구조적인 이상이 없는 한 달에서 두 달 정도 탕약을 치료하면 대부분 증세가 완화됩니다.

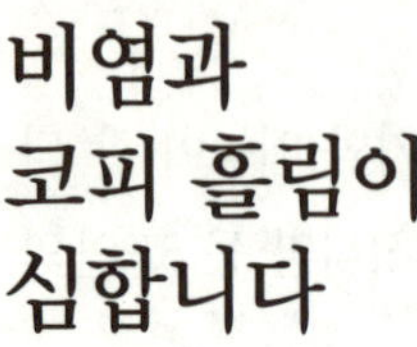

비염과
코피 흘림이
심합니다

Q__ 저희 아이들은 비염과 코막힘 그리고 잦은 코피로 인하여 고생을 많이 하는 편입니다.

여러 가지 방법으로 치료도 받아보았지만 그럴수록 아이들에겐 오히려 치료는 커녕 독한 약물로 인한 내성만 길러낸 건 아닌지 하는 의구심만 들 따름입니다.

참고로 큰 아이는 8살인데 비염으로 고생합니다. 식욕도 없고 마른 편이구요. 작은 아이는 6살인데 코막힘이 심하고 코피가 자주 나는 편입니다.

A__ 어린이의 코피는 코 점막이 염증으로 부어있어 모세혈관이 약하게 노출이 되어 코가 가려울 때 무심코 코를 후비든지, 코를 너무 세게 풀어서 나오는 경우가 많습니다.

코피를 자주 흘리는 아이들이 많습니다. 주로 비염, 축농증 혹은 피곤하거나 코에 약간의 충격만 가해져도 코피를 주르르 흘려서 주위 사람들을 놀라게 합니다. 습관적으로 자주 흘리는 코피는 몸 속의 열 때문입니다.

아이들이 놀다가 다치거나 코를 심하게 후비거나 코 부위에 타박상을 입으면 코피가 나오게 됩니다. 그러다 별 이유 없이 잘 놀다가도 코피가 터지는 수가 많고 잘 멎지도 않습니다. 자면서 베개에 코피를 흠뻑 묻히기도 하고 아침에 일어났을 때 코피가 나기도 합니다.

코에 나타나는 이 증상은 폐와 관련이 있습니다. 습관적으로 나오는 코피는 충격이나 상처 등으로 인한 것이 아닙니다. 몸 속의 열이 폐로 몰려서 기운이 위로 뻗치기 때문에 코로 피가 터져서 나오는 것입니다. 아이들은 어른보다 열이 많기 때문에 코피가 더 잘 흐릅니다.

코피가 심하면 이비인후과에서 코 안의 점막 혈관을 전기로 지져서 막아버립니다. 그러나 이것은 일시적인 치료일 뿐으로 혈관을 강하게 하고 치밀어 오르는 열 기운을 잡아주는 근본적인 치료부터 해야 합니다.

인삼, 꿀이나 매운 음식 등은 성질이 더운 음식입니다. 내부의 열을 잡아주려면 과일이나 채소 등 성질이 비교적 서늘한 음식을 먹이는 것이 좋습니다. 그러나 청량음료나 아이스크림, 찬물 등을 너무 많이 먹는 것은 좋지 않습니다.

한방에서는 비염, 코막힘, 코피에는 소청룡탕에 황련해독탕을 넣어 써서 폐와 열을 감소시킵니다. 평소 코를 세게 풀지 않는 습관을 기르고 코를 한 쪽씩 흐르는 물로 적셔서 풀면 코피도 어느 정도 막을 수 있습니다.

비염 때문에
고음처리를
못합니다

Q__ 저희 아이는 92년 1월생입니다. 아이가 노래 부르기를 좋아해서 합창단에 있는데 비염 때문에 고음 처리를 못하고 힘들어 합니다.

아토피도 있어 밤이면 긁어대고 옆에서 잠자는 사람이 힘들 정도로 숨쉬는 것이 힘겹게 느껴집니다. 공부할 때도 집중력이 떨어져 성적도 오르지 않구요. 행동하는 것이나 말하는 것을 들으면 똑똑하고 야무진데 너무 안타깝습니다.

치료를 오랫 동안 받았지만 잘 낫지 않습니다. 옆 집 아이는 비염을 금방 치료했다고 하는데 우리 아이는 이렇게 오랫 동안 치료를 해도 잘 낫지 않을까요?

A__ 생명체가 아닌 기계인 경우에도 효율성이 있어서 차이가 날 수 있습니다. 어떤 기계는 100가지의 부품을 만들어내고도 이상한 소리를 내지만, 어떤 기계는 1,000가지 이상을 만들어도 아무 이

상이 없습니다.

하물며 기계도 이런데 수만 가지 생명체가 들어있어 소우주라고 불리는 사람의 몸은 더 말할 나위가 없습니다.

그래서 의사들은 임상에서 어려움을 겪습니다. 어떤 환자에게 듣는 약이 똑같은 증상을 보이는 다른 환자에게는 잘 듣지 않는 경우가 있기 때문입니다.

사람마다 각자 체질이 다르고 이에 따라 증상과 치료법에도 차이가 있고 완치되는데 걸리는 시간도 차이가 있습니다. 환자의 정신력도 병을 이기는데 상당한 영향력을 미칩니다.

비염이 있는 어린이들 대부분 아데노이드나 편도선이 켜져 있고 공기가 잘 통하지 못해 평소 코를 킁킁거리고 잘 때 코를 골고 노래 부를 때 고음 처리를 못합니다.

그리고 비염과 더불어 아토피나 기침 천식이 있으면 더 괴로움을 당합니다. 코가 막혀 코로 숨쉬지 못하고 입으로 숨을 쉬면 뇌산소가 부족해져 기억력과 학습능력이 떨어집니다.

어릴수록 조기에 코 질환을 치료해야 합니다.

Q＿ 5세의 여자 아이를 둔 엄마입니다. 저희 아이는 알레르기성 비염이 있었는데 시간이 지날수록 점점 더 심해집니다. 유치원 입학을 하고 나서는 더욱 심해졌습니다.

어떻게 치료해야 하는지 그리고 면역력을 길러 주려면 어떻게 해야 하는지 가르쳐 주세요.

A＿ 어린이의 50% 이상은 알레르기성 비염과 축농증이 겹쳐서 있는 경우가 흔합니다. 즉 코 알레르기 어린이의 10명 중 5명은 축농증이 합병이 되었다는 이야기입니다.

어린이의 축농증 원인은 주로 감기입니다. 감기로 인해 비염상태에서 쉽게 부비동으로 염증이 확산되는 것입니다. 소아 축농증은 4-5세 정도의 어린이에게서 가장 높은 빈도를 보이고 있습니다.

만성 축농증은 급성 축농증이 확실하게 치료되지 않은 상태에서 또는 급성 염증이 3개월 이상 반복되면서 생기는데, 유치원 등에서 면역력이 미성숙한 어린이들까지 서로 감기를 옮겨주면서 낫다가 다시 앓는 과정을 반복, 축농증이 만성화되는 경우입니다.

그러나 소아 축농증은 유병기간이 짧아서 만성적인 병변, 즉 약물치료가 안되는 점막의 심한 염증이 초래된 경우는 드뭅니다. 특히 가장 큰 특징은 성장과 함께 면역 기능이 성숙되고 따라서 대개는 증상이 호전됩니다.

어린이 비염이나 축농증의 치료는 대부분 수술이 아닌 투약과 통원치료로 나을 수 있습니다.

급성인 경우 10-14일간, 만성인 경우 3-4주간 치료를 받으면 대부분 증상이 개선되거나 소실됩니다. 환자가 약물치료를 받고 금방 좋아졌어도 완치된 상태가 아니면 수일 내에 약 기운이 떨어지면 다시 재발되므로 충분한 기간에 걸쳐 치료를 받는 것이 중요합니다.

코막힘, 입냄새가 있다는 것은 비염이나 축농증의 증상입니다. 한방약은 알레르기성 비염과 축농증의 치료는 물론 약해진 면역력 증강을 시키는데 중점을 두고 있습니다.

한약은 간이나 신장, 위 등에 부담을 주지 않고 면역을 키워 주기 때문에 좋습니다. 한약은 보통 3-6개월간 투약하지만 축농증이 같이 있는 경우에는 1년이 소요되기도 합니다. 끈기있고 꾸준한 치료가 무엇보다 중요합니다.

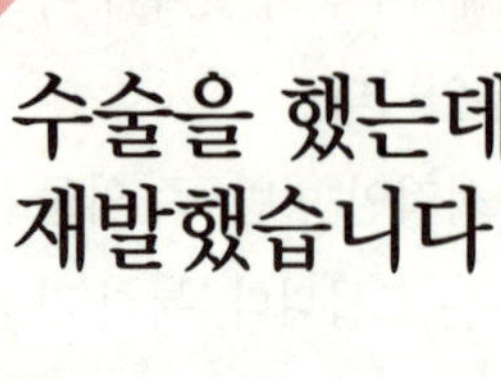

수술을 했는데
재발했습니다

Q__ 저는 91년도에 축농증 수술과 비중격 교정 수술을 받았는데 재발하여 97년에 다시 비중격 수술을 받았습니다.

저의 증상은 갑자기 재채기가 너무 심하게 난다는 것인데 너무 심해서 정신을 차릴 수가 없고 눈과 코 그리고 온 몸에서 땀이 나고 아파오기 시작합니다.

재채기가 심해지는 증상의 간격이 2-3일 간격으로 잦아져서 외근이 잦은 저는 일을 하기가 어려울 정도입니다.

병원에 갔더니 축농증이라고 하면서 수술을 받으라고 합니다. 직장 일도 그렇고 또 수술을 받는다는 것도 그렇고 답답할 뿐입니다.

A__ 축농증 내시경 수술의 원리는 부비동 입구에 막혀 있는 작은 구멍을 수술을 통하여 넓혀 주면 부비동과 콧속 점막 사이에 다시 환기가 정상적으로 이루어지고 분비물의 배출이 이루어져 병적인 부비동의 점막이 정상으로 회복되는 것입니다. 실제로 축농증 환자에

게 이와 같은 아주 심한 점막의 병변도 정상으로 환원되는 것을 관찰할 수 있습니다.

이비인후과 의사가 축농증의 증상별로 내시경 수술 후에 환자의 증상이 호전되는 정도를 보고한 바 있습니다.

이 보고에 따르면 코막힘은 95%, 콧물은 99%, 코가 목으로 넘어가는 증상은 96%, 후각장애는 70%, 안면부 통증은 90%, 눈물이 나오는 유루 증상도 99%에서 호전되어 모든 증상이 거의 완치 가능하며 수술 후 냄새를 맡게 되는 환자가 많아서 그들은 수술 후에 새로운 삶을 갖게 되었다고 합니다.

하지만 수술 후 1년 안에 다시 증상이 나빠질 가능성은 50%라고 합니다.

수술도 단시간에 치료되는 방법은 아닙니다. 축농증은 치료하는데 많은 시간이 걸립니다. 꾸준히 치료를 받고 재발하지 않도록 예방하는 것이 중요합니다.

축농증은 약물로도 완치가 가능하므로 무턱 대고 수술을 하는 것은 좋지 않습니다.

콧 속에 물혹이 있거나 코 가운데 뼈(비중격)가 휘어져 있는 경우, 기타 코 내부의 구조적 이상이 있는 경우, 코로 호흡하기 아주 어려운 환자를 제외하고는 1차적으로 약물 치료를 하는 것이 좋습니다.

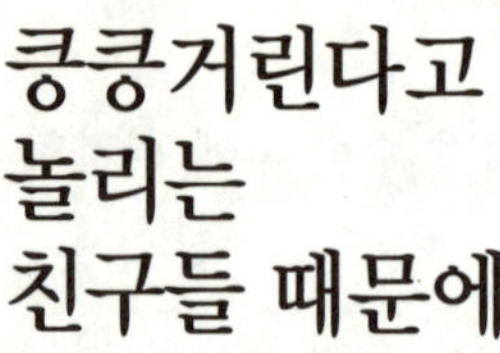

Q__ 저희 아이는 초등학교 5학년인 남자 아이입니다. 늘 코를 쿵쿵거리고, 입을 벌리고 잘 뿐 아니라 입으로 숨을 쉽니다.

쿵쿵 거린다고 친구들이 놀리는지 친구들과 잘 사귀지 못하고 내성적이며 자꾸 비뚤어져만 갑니다.

여기저기 좋다는 병원은 다 다녀 보았지만 별 효과를 보지 못했습니다. 귀 병원에서는 어떤 치료를 어떻게 하는지 알고 싶습니다.

A__ 코 알레르기가 있는 아이들은 정서가 불안정합니다.

콧물과 재채기, 코막힘으로 주위가 산만해져 침착하지 못한 행동을 자주 합니다. 병원에 오는 아이들을 보면 진찰받는 중에도 책상 위에 놓인 것들을 이것저것 만지고 연신 코를 씰룩거리며 코를 후비기도 합니다.

부모가 이런 것 때문에 아이를 야단치면 아이는 부모의 기대를 충족시키지 못한다는 자책감으로 전혀 엉뚱한 행동을 하거나 반항적이 되어 갑니다. 선생님과 부모의 말을 잘 듣지 않으며 난폭하고 반항적이 되거나 우울증에 빠지거나 소심한 성격으로 변하기도 합니다.

또한 코 알레르기가 있으면 공부할 마음이 있어도 공부할 때 집중력이 떨어지고 산만해져 제대로 공부할 수 없습니다. 따라서 비염을 잘 치료해 주면 공부도 잘 하게 되고 학교생활도 즐거워집니다.

코 알레르기는 성적 향상이나 성격 형성에 악영향을 주므로 빨리 치료를 서둘러야 합니다.

영동한의원은 최첨단 기기들을 갖추고 있습니다. 체열진단기, 비내시경, 바이콤 파장을 이용해 3분 만에 알레르기의 원인을 찾아내는 바이콤 검사, 디지털 맥진기, 축농증 투사장치 등의 첨단 검사기와 증기흡입기, 어린이용 레이저 치료기, 저출력 레이저, 전자침, 레이저침, 허브스티머, 네블라이저 (천식 치료제를 폐 속 깊이 넣어주는 기기), 이리게이터 (액체를 주입하거나 세정하기 위한 의료기구) 등의 첨단 치료기 등이 있습니다.

이런 치료와 함께 소청룡탕을 처방하여 이른바 '한양방 협진 시스템"으로 치료하면 만족할 만한 결과를 얻을 수 있습니다.

코 스프레이가
축농증 치료에
좋은가요?

Q_ 저희 아이는 고2입니다. 그런데 축농증으로 공부 시간에도 코가 막혀 자꾸 킁킁 댑니다. 저희 아이의 이런 모습을 보고 옆에 앉은 친구가 코스프레이를 써 볼 것을 권해서 써 보았는데 처음에는 시원한 것 같더니 지금은 오히려 코막힘이 더 심하고 콧물까지 나온다고 합니다.

코 스프레이가 계속 써도 괜찮은 것인가요?

A_ 시중에 나와 있는 '코막힘 뚫는 약'은 무턱대고 믿을 게 못됩니다. 응급처방은 될지 모르나 그 이상의 근본 치료제라고 보기 어렵습니다.

감기나 각종 비염 등으로 코가 막힐 때 사용하는 이 국소 비점막 수축제를 2주 이상 계속 사용할 경우 오히려 축농증을 유발하는 원인이 됩니다. 일명 칙칙이, 분무형 비점막 수축제는 그래서 더 주의해야 합니다.

그 원리는 코 점막 속의 혈관을 수축시켜 콧 속에 있는 연조직의 부피를 줄여 주는데 불과합니다. 이 때문에 코막힘이 해소되고, 따라서 코가 뚫리는 시원함을 느끼게 하는 것입니다.

학계에서는 이런 실험도 있었습니다. 국내에 쓰이는 국소 비점막 수축제 성분 중 가장 많이 이용되는 페닐에플린, 그리고 약물 작용 시간이 길어 장기적 증상에 많이 이용되는 옥시메타졸린, 그리고 단순한 생리식염수, 이 세 가지를 토끼 90마리에게 각각 투약해 가며 반응을 살펴 보았습니다.

그 결과 페닐에플린을 뿌린 30마리 토끼 중 10마리, 즉 33%가 2주 이상 뿌렸을 때 부비동염이 나타났습니다. 옥시메타졸린을 뿌린 토끼 30마리 중 12%인 4마리도 2주 이상 분무한 경우 부비동염을 보였습니다. 즉 이 두 가지 약물을 2주 이상 계속해 뿌렸을 때 평균 20%이상 부비동염 질환이 발생하는 것으로 밝혀진 것입니다.

반면에 생리식염수를 뿌려준 그룹에서는 4주를 넘어선 뒤 전체의 3%에 불과한 토끼 1마리만이 부비동염에 걸린 것으로 나타났습니다.

부비동염에 걸린 토끼들의 증상은 전형적이었습니다. 섬모의 소실, 상피층의 파괴, 염증세포의 침윤, 상피하층의 부종 등 조직적인 변화가 온 것입니다. 그중에서도 페닐에플린을 뿌려준 토끼 그룹이 옥시메타졸린을 맞은 그룹보다 이 증세는 더욱 두드러지게 나타났습니다.

사람에게 나타나는 증상도 마찬가지입니다. 코 스프레이를 오래 사용할 경우 부비동염에 걸리는 이유는 원래 해로운 물질을 걸러내는 기능을 하는 코 끝의 섬모가 계속적으로 뿌려지는 약물에 결국 망가지면서 기능을 상실하는데서부터 문제가 시작됩니다.

이 섬모가 망가지면서 박테리아와 같은 외부의 이물질이 들어와도 이를 막지 못해 쉽게 염증을 일으키게 되는 것입니다. 또한 혈압과 안압이 높아지고 코 수술 때 출혈이 계속 되는 등 그 밖에도 많은 부작용의 위험을 안고 있습니다.

그러므로 일시적인 약물요법을 맹신하면 안됩니다. 특히 최근에는 의약품 광고가 보편화되면서 약물을 오 남용하는 환자들이 날이 갈수록 늘고 있는 데 참으로 위험천만한 일입니다.

특히 공부 때문에 병원에 갈 수 없는 수험생들, 병원을 싫어하는 어린이들에게 자주 사용되는 것이나 1년 이상 계속되는 알레르기 비염 환자들이 수시로 사용하는 일은 꼭 피해야 합니다.

그릇된 자가처방으로 병을 더 크게 키우기 전에 한의원을 찾아 제때 적절한 치료를 받아야 합니다.

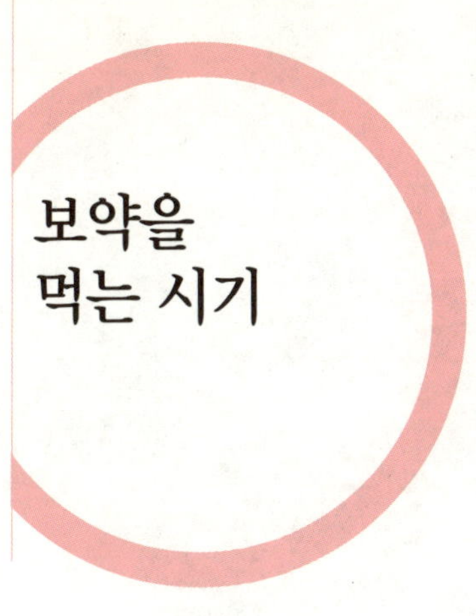

보약을 먹는 시기

Q__ 돌이 갓 지난 아이인데 코감기를 달고 삽니다. 약을 먹이고 싶은데 몇 살 정도 되었을 때 먹이는 것이 좋을까요?

A__ 출생 후 6개월쯤 되면 모체로부터 받아서 나온 면역기능의 거의 떨어지는 시기입니다. 따라서 이때부터 아기는 감기 등 외부로부터의 자극에 민감하게 반응하고 병에 걸리게 되는 등 허약증상이 나타나기 시작합니다. 약한 아이는 1년 내내 감기를 달고 사는 경우도 있습니다. 따라서 녹용이나 보약을 먹이는 가장 적당한 시기는 생후 6개월 이후부터 1년 6개월이 되는 때입니다.

보약은 봄과 가을에 먹어야 좋다는 말도 타당성이 있으나 가장 좋은 때를 선택하는 기준은 계절이 아니라 바로 아이의 건강 상태입니다.

아이는 신체기능이 연약하기 때문에 보약을 먹일 때는 반드시 한방 전문의의 상담 후에 아이의 건강 상태를 체크해 보고 약을 지어 먹여야 합니다.

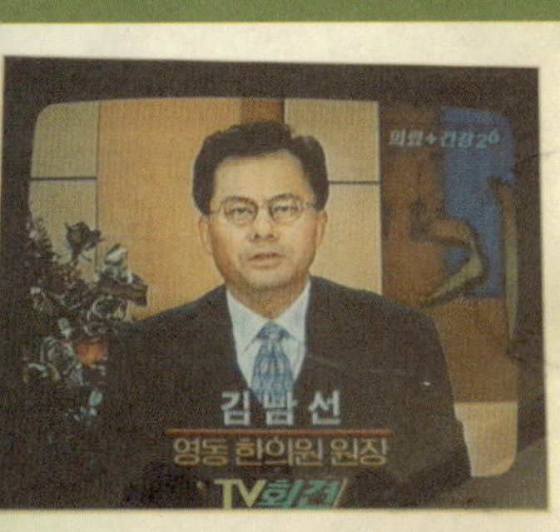

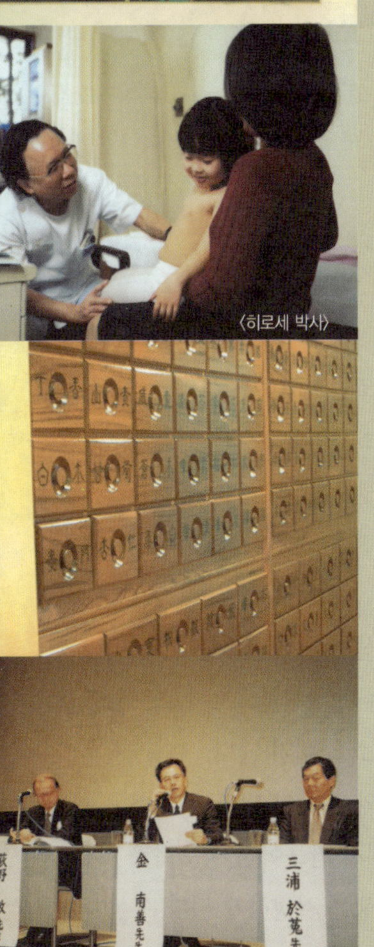

Chapter 9

부록

구호흡을 하는 소아에 소청룡탕을 투여 – 학교 공부와 키 성장 향상 효과

緒言

알레르기 비염의 3대 증상은 재채기, 콧물, 코막힘이다.

특히 어린아이에게서의 코막힘은 뇌를 나쁘게 만들고, 신체를 약하게 한다. 소아의 코막힘은 구호흡을 유발하게 된다. 소아의 구호흡은 매우 나쁜 영향을 주는데 그 중 하나는 머리가 나빠진다는 것이고, 그 둘째는 성장발육에 지장을 준다는 것이다.

코막힘 때문에 구호흡을 하면 필요한 산소섭취량이 감소한다. 산소의 영향을 가장 많이 받는 곳은 뇌이다. 뇌는 에너지원으로서 포도당과 산소를 사용한다. 인체에서 뇌가 가장 산소 소비가 많다.

소아의 성장 단계에서 산소가 부족하면 뇌의 성장이 나빠지고 머리가 나쁜 아이가 될 수 있다. 뇌의 신경회로에서 만들어진 정보회로는 3세 전후에 완성되고, 그것이 그 아이의 일생을 결정하게 된다.

한방약을 투약해 알레르기 비염을 치료해 줌으로써 코막힘을 없애주어 비강호흡을 하게 하여 어린이의 뇌와 성장발육에 도움을 주었기에 보고한다.

證例 1.

患者 : 9세 남자 초등학생. 학교 공부 반 40명 중 31등

初診 : 2002년 11월 4일

主訴 : 鼻塞, 鼻出血

旣往歷 : 특기한 상황은 없고 5세 때 알레르기성 천식이 있었다.

現病歷 : 1년 전부터 감기가 자주 들어 코막힘이 있고 때때로 비출
혈이 일어난다.

鼻腔所見 : 鼻粘膜의 色調는 赤白色, 鼻汁은 水樣性. 下鼻甲介腫脹

治療經過 : 통년성 알레르기 비염으로 鼻閉塞으로 학교와 집에서 잘 때에도 늘 구호흡을 하였다. 소청룡탕을 3개월 복용하고 비강호흡으로 정상호흡을 하고 그 이후 청뇌탕과 소청룡탕을 합방하여 3개월 복용하고 투약 중지했다. 학교 성적이 10등 이내로 진입하였다.

證例 2.

患者 : 14세 여자 중학생. 학교 공부는 중간 정도로 체중 53.2kg,
키 144cm로 평균키에 8cm 미달했다.

初診 : 2002년 12월 2일

主訴 : 鼻塞, 鼻汁

旣往歷 : 어릴 때 태열이 있었고 비염이 축농증으로 발전했다.

現病歷 : 2년 전부터 鼻閉를 호소하고 구호흡이 계속되었다.

鼻腔所見 : 鼻粘膜, 赤色, 浮腫, 鼻汁膿性, 下鼻甲介腫脹

治療經過 : 계절성 알레르기 비염으로 12월 24일 재진. 鼻塞症이 많이 개선되어 구호흡이 비호흡으로 되었다. 소청룡탕 복용 2개월 후 증상 호전되어 다시 소청룡탕에 녹용건중탕을 합방하여 6개월 간 투약. 그후 8개월 만에 재진하니 키가 11.9cm가 성장하여 156cm가 되어 다른 같은 나이 평균키보다 3.9cm 더 컸다.

考察

코막힘에 의한 구호흡에서는 공기의 섭취량이 감소하므로 무의식적으로 많은 공기를 흡입하려 한다. 이것 때문에 흉곽의 압력이 높아지고 이 압력은 심장을 압박하게 된다. 압박 받은 심장은 혈액순환에 지장을 일으키고 뇌로 보내지는 혈액량이 감소된다. 혈액순환에 의한 산소가 뇌로 보내지기 때문에 구호흡을 장기간 하게 되면 뇌가 나빠지고 기억력이 둔화된다.

알레르기 비염이 있는 어린이에 구호흡을 치료함으로써 뇌기억력 항진, 성장발육에 좋은 결과가 있었다.

結語

一. 구호흡이 있는 어린이에 소청룡탕 투여로 뇌력이 증진되어 대체로 학교 성적이 향상되었다.

一. 알레르기 비염의 구호흡을 치료함으로써 어린이의 성장발육이 촉진되어 키가 잘 자라게 하는 효과가 있었다.

一. 구호흡 치료제로는 소청룡탕을, 뇌력과 기억력 증진에는 청뇌탕을 합방하였다.

一. 성장발육에 소청룡탕에 녹용건중탕을 합방하였다.

콧물, 코막힘, 기침 등
코 알레르기의 괴로운 증상
이외에 어린이의
정신과 몸에 주는 나쁜 영향

대만 동양학회에서
발표한 논문

目的

한창 성장기에 있는 어린이와 공부를 열심히 해야 하는 중 고등학생에게는 알레르기 비염이 치명적인 악영향을 줄 수 있다. 즉 성장장애, 기억력 감퇴 등이 그것이다.

알레르기 비염의 3대 증상은 재채기, 콧물, 코막힘이다. 이러한 괴로운 코 증상과 함께 알레르기 비염이 수년씩 오랫동안 지속이 되면 코막힘에 의한 구호흡으로 뇌로 가는 산소의 부족으로 인한 성장장애, 기억력 감퇴를 유발하고, 정서적 불안정을 가져오며, 치아부정교합과 주걱턱으로 되며, 천식과 축농증, 아토피 등 만성질환으로 이환될 수 있다.

어린이나 학생들에게 알레르기 비염이 오랫동안 지속됨으로써 몸과 정신에 여러 가지 악영향을 미칠 수 있으니 이를 보고한다.

對象

알레르기 비염을 앓고 있는 6세에서 12세까지 남녀 초등학생 어린이를 포함하여 13세에서 18세까지 중고등학생 1,570명을 대상으로 했다. 이 학생들은 현재 코 알레르기 클리닉인 영동 한의원에서 치료 중이거나 그동안 치료받아 완치된 환자들을 중심으로 관찰했다.

알레르기 비염으로 인하여 성장발육 이상, 기억력 감퇴로 학교성적 저하, 성격이 난폭·소심·산만한 정서 불안정, 치아 부정교합으로 주걱턱 변형, 천식과 축농증, 아토피 등 난치성 질환으로 발전 여부를 중점 조사하였다. 이들은 모두 알레르기 비염으로 1년에서 5년 이상 병이 치료되지 않고 계속된 상태였다.

方法

성장장애는 나이에 비례하여 신장을 측정하고 같은 나이에 평균 신장이 얼마나 작은지를 조사하였다. 학교 성적을 중심으로 부모에게 학생의 반에서의 등수를 질문하였다. 치아 부정교합은 환자의 치아상태나 열굴형을 부모와 비교하여 검토하였다. 성격장애에 관해서는 어린이의 병원에서 진찰받고 치료받는 태도 등을 관찰하였다. 천식이나 축농증, 아토피에 관한 난치성 질환 이환 여부를 관찰하였다.

結果

1. 키가 평균보다 작은 어린이는 302명 19.2%로 평균키가 15.5cm 작았다.

2. 기억력 감퇴와 집중력 저하, 주위 산만 등 뇌에 나쁜 영향을 받은 어린이가 506명 32.2%로 학교 성적이 중간 이하였다.

3. 치아가 부정교합인 학생이 114명으로 전체의 7.3%였다.

4. 정서불안인 어린이, 성격이 난폭한 어린이, 매사에 소심하고 소극적인 어린이 등 성격장애가 있는 어린이가 250명으로 15.9%를 차지했다.

5. 천식, 만성축농증, 아토피 등 다른 질병으로 발전한 어린이가 1,064명으로 67.8%를 차지했다.

코 알레르기의 치료제인 소청룡탕 투여 후 증상치료기간은 4개월에서 6개월이었으며 치료 후 키는 평균 13.5cm 커졌다. 학교 성적은 치료 후 절반 이하에서 상위권 10등으로 진입했다. 알레르기 비염 치료 후 어린이의 성격이 활발해지고 적극적으로 학교 생활을 하였다.

考察

一. 성장장애, 키가 자라지 않는다

알레르기 비염에 의해 점막이 부어 있으면 코가 막히게 되어 냄새를 잘 맡지 못하게 된다. 냄새를 맡지 못하면 맛도 잘 못 느끼게 된다. 냄새는 맛과 밀접한 관계가 있다. 냄새를 맡지 못하면 음식 맛을 몰라 입맛이 떨어지고 편식이나 음식을 잘 먹지 않게 된다.

우리의 영양은 공기, 즉 산소와 물과 음식에 의해서 이루어진다. 이 세 가지 중 어느 하나라도 없으면 피가 되고 살이 될 수 없는 것이다. 한창 성장기에 있는 어린이도 공기의 유입이 나빠지면 영양이 제대로 될 리가 없다. 그러므로 영양장애로 인한 키 성장에 문제가 발생이 된다. 뼈가 잘 자라지 않고 키가 클 수 없다.

一. 기억력 감퇴, 머리 나빠진다

알레르기 비염으로 인하여 콧 속에 콧물이 많이 생기고 점막이 붓게 되면 코는 제 기능을 못하게 된다. 코에 비염이 발생하면 코로 호흡을 원활하게 할 수 없게 되고 냄새도 잘 맡지 못하게 된다. 코막힘으로 인해 입으로만 호흡을 하게 되어 심지어는 기관지나 폐에 까지 염증이 퍼질 수 있다.

그리고 코가 막힐 때 주의력과 집중력은 떨어지고 기억력이 나빠진다. 특히 2세 이하의 소아기에 뇌 발육이 활발하므로 이 시기에 장기간 비염이 생겨서 코로 호흡을 할 수 없게 되면 머리가 나빠질 수 있다. 공부할 때 코가 막히고 콧물이 나면 코를 자주 풀어야 하며 두통이 동반되는 경우가 많아 집중을 할 수 없어 학습능력이 떨어지기도 한다.

특히 수험생의 경우 공부를 하다가 코가 막혀서 답답해지면 속히 치료를 해 주어야 한다. 비염이 있어 코가 나쁘면 충분한 공부 실력이 있어도 그 실력발휘가 반감되며, 공부할 때 집중력이 산만해지고 짜증이 나서 종종 시험에 실패하게 된다. 항상 머리가 무겁고 갑갑해 한다.

─. 성격장애

알레르기 비염 어린이 환자는 병원 치료 때문에 학교를 자주 결석하게 되고 학교 생활 중에 알레르기 비염 발작을 일으키게 되니 친구들이 이상하게 생각하기 쉽고 친구들 사이에서 따돌림을 당하는 경향이 있다.

이렇게 친구들 사이에서 고립되게 되면 환자는 알레르기 비염 자체에 의한 스트레스 뿐만 아니라 대인관계에서 오는 스트레스로 인해 더욱 신경질적이고 자기 중심적이며 내성적 성격이 형성된다.

코가 나쁜 사람은 전신이 불안정하여 겁에 질려 있고, 어딘가 마음이 비뚤어져 있고 항상 고개를 숙이고 있고 내성적인 어린이가 많다. 환자 자신은 그러한 자신의 비적극성을 성격의 결함이라고 생각하여 더욱더 우울한 기분에 빠지게 된다. 이것은 비염 때문이다.

비염을 잘 치료해 주면 인생이 밝아지고 학교 생활이 즐거워진다.

—. 치아 부정교합, 주걱턱 형성

구호흡이 있는 어린이는 입을 벌리고 잠자기 때문에 윗턱의 발육에 나쁜 영향을 주고 치아의 교합 이상이 발생하게 되어 주걱턱으로 변해 얼굴형이 길어지고 이상을 초래할 수 있다.

—. 천식, 축농증, 아토피성 피부염 등 난치병으로 발전

30% 천식 어린이의 75%에서, 축농증 25%에서 아토피로 발전이 되었다.

알레르기 비염의 코 염증 상태가 줄어들지 않고 계속 진행되면 만성적인 축농증이 올 수 있다. 이 상태가 되면 축농증 치료약제와 알레르기 약재를 사용해도 코 증상이 정상으로 돌아오지 않아서 점점 심한 상태로 평생을 지내야 하는 경우가 생긴다. 즉 코 기능이 떨어지면 일상생활에 큰 지장이 오고 축농증 증상으로 고생하게 된다. 또한 만성 기관지염이나 천식으로 되는 경우도 생긴다.

축농증에 대한 리포트

1. 될 수 있는대로 수술을 하지 않고 치료한다

만성부비강염慢性副鼻腔炎은 일반적으로 축농증이라고 불리우며, 이 병은 꽤 역사가 깊다. 한방에서도 농루膿漏라고 하여, 옛 서적에 자주 보여졌으나 최근에는 그 병상이 변하고 있다.

필자가 어렸을 때만 해도 코흘리개 친구가 더러 있었지만 지금은 거의 찾아 볼 수가 없다. 지방에서 축농증, 도시에서 알레르기성 비염이라고 할 만큼 많았던 것은 아마도 영양상태가 나빴던 것이라 생각된다.

지금은 그 구별이 없다. 더군다나 지금의 축농증은 성가시게도 알레르기성 비염을 동반하는 것이 많다.

반대로 말하자면 알레르기성 비염이 있기 때문에 축농증이 될 가능성이 높은 것이다. 애써서 축농증이 좋아졌다고 한들, 다시 비염 치료가 필요해지고 장기간에 걸쳐 병과의 싸움을 강행해야 한다.

코흘리개가 없어진 대신에, 후비루後鼻漏라고 하여 콧물이 목 깊은 곳에 고이는 일이 많아서 가래낀 기침을 하게 된다.

이것도 종종 기관지염이나 폐렴의 원인이 되기 쉽다. 실예로 너무 자주 폐렴에 걸려서 자세히 검사를 해봤더니 결국 축농증이였던 것을 자주 경험한다.

급성 축농증이라고 해서 일정 기간 이비인후과에서 치료를 받고, 그 치료가 끝나갈 무렵 재차 감기에 걸려서 다시 처음과 같은 증상이 보인다면 이것은 대부분 이미 만성화가 됐다고 생각해도 좋다.

예전에는 극단적으로 말해서 수술로 안될 것이 없다라고 할 만큼 수술을 했었지만, 지금은 될 수 있는대로 보존적(수술 이외의 흡입 등의 방법)으로 치료를 하는 것이 많아졌다. 잘라 버리면 그것으로 끝이라고 생각했더니 재발해서 고생하는 환자도 적지 않다.

필자는 우선 이 병이 의심되면 부모님이나 그의 부모, 즉 아이의 할아버지, 할머니의 어느 쪽이던 후각이 안좋은 분이 계신지를 물어본다. 꽤 높은 확률로 맞아 떨어진다.

다음으로 감기에 걸려서 오래 끄는 경우가 있다. 약(항생물질)을 먹는 동안에는 좋다가 약을 중단하면 악화되는 일이 많다. 내과, 소아과에 있어서 안외견락案外見落하기 쉬운 병의 하나이다.

2. 기침이나 폐렴은 축농증이 원인인 경우도 있다

언제인가 근무하던 병원에서 몇번이나 감기에 걸려서 진찰을 받았던 적이 있던 4살의 N양이 오랜만에 필자를 찾아왔었다.

그 때 운도 없게, 마이코프라즈마 폐렴에 걸려서 어느 병원에 입원을 하고 치료를 받았는데 그 뒤에도 아침에 일어나자 마자 한 기침이 멈추질 않았고, 그렇게 치료를 받고 있는 동안에도 코막힌 목소리가 낫질 않기에, 이비인후과의 병이 신경쓰여서 한 번 봐주었으면 하고 나를 찾아온 것이었다.

내가 진찰을 했던 당시의 감기는 감기라고 하더라도 기침도 심하고 폐렴의 일보직전의 상태로 꽤 질긴 감기였던 것으로 기억한다.

이번에 입원했을 때 알레르기 검사를 했더니 집진드기의 반응이 양성으로 나왔으나 그렇게 강하지 않았다.

여동생은 전형적인 천식으로 지금은 항알레르기제와 천식 발작예방약으로 심한 발작도 일으키지 않고 밤에 안심하고 잠을 잘 수 있다고 한다.

그러나 그의 언니인 N양도 천식으로 항알레르기제를 복용하고 있었지만, 어찌봐도 기침을 천식이라고 하기에는 그 합점을 찾을 수가 없었다.

가슴의 렌트겐 사진을 3번이나 찍었지만 부비강副鼻腔은 찍히지 않았다고 하고, 후각의 안쪽을 비경鼻鏡으로 살펴보면 약간 갈색빛을 띄는 가래가 보인다. 이것은 축농증임에 틀림없다고 생각하고 렌트겐 촬영을 한 결과, 예상했던 대로 굉장한 축농증이었다. 그러나 지금부터가 문제였다.

우선 예전부터 기관지염의 반복은 다분하게 축농증이 원인이 되어, 후비강이라고 해서 후각의 안쪽에서 진한 콧물이 흐르고 그 결과, 기관지가 세균의 소굴이 되어 기관지염이나 폐렴으로 된 가능성이 높다.

일단 제일 먼저 코의 흡입을 개시한다. 동시에 단기간에 항생물질을 사용해서 어느 정도 상태가 진정되고 나서 장기간 동안 한방약을 쓰는 것이 필자가 권장하는 축농증 치료방법이다.

이런 경우 간단히 항생물질 만으로는 일시적으로 콧물은 멈추지만 근본적인 치료라고는 할 수 없다.

N양은 그 후 눈에 띄게 기침이 멎고, 지금은 약이 쓰다고 말하면서도 계속 한약을 복용하고 있다.

3. 콧물을 체외로 빼내서 치료한다

현대의학은 축농증을 어떻게 고칠까?

내과에서는 항생물질이나 항염증작용을 하는 약을 복용하여 비강 내에 같은 작용을 하는 약을 흡입하거나 해서 세척하는 식의 일종의 청소를 하는 것을 기본으로 한다.

그런데 한방에서는 전혀 반대의 발상을 하는 것이 있다. 습진 치료와 같이 병을 밖으로 발산시킨다는 생각으로, 이것을 축농증과 끼워 맞추어 보면 부비강 내에 고인 콧물을 한방약이 밖으로 배출시켜서 조금씩 병을 좋아지게 한다는 것이다.

신이청폐탕辛夷淸肺湯이나 배농산급탕排膿散及湯과 같은 대표적으로 축농증에 효과가 있는 약을 먹기 시작하면 며칠 뒤부터 2주 안에 가래가 안 나올래야 안 나올 수 없다.

또 일시적으로 콧물이 목 안쪽에 있어서 가래기침이 심해지는 경우도 있다. 이것은 한방약이 가지고 있는 배농 촉진작용 때문이다.

항생물질이 없었던 옛날에는 종기라도 우선 어느 정도까지 커질 때까지 기다렸다가 자연히 없어지도록 했던 치료법이었다. 이 치료와 축농증의 한방치료는 원리가 같다.

왜 한방으로 좋아지는 것이냐라고 물어오면 필자는 이렇게 대답하고 있다.

사실의 예로 지금까지 코로 호흡이 원활하지 않고 휴지 몇 장을 써도 콧물이 시원하게 나오지 않았던 것이 한약을 먹고나서 부터 쉽게 코를 풀게 된 아이가 있다. 이것은 콧속에 일종의 종기(축농)가 좋아지는 것과 같은 것이 아닐까라고 생각할 수도 있다.

현대의학에서는 이 콧물을 눈엣가시로 보고 코가 나오면 바로 항생물질을 쓴다. 그렇기 때문에 오히려 병이 더 깊은 곳으로 숨어버려서 한눈에 보기에는 마치 병상이 좋아진 것처럼 보이지만, 사실은 그렇지 않다. 계속 모습을 감추고 있는 것 뿐이다.

콧물이 너무 많아서 괴로울 때에는 그에 따라서 대응법을 생각해도 좋지만, 동과 서의 생각의 차이는 여기서도 확실히 나타나 있다.

4. 두통, 미열에 가려진 원인에도

예전에 내가 알던 아이가 약 한 달간 미열이 계속 되어, 때때로 두통도 있고 어찌봐도 증상이 좋아 보이지 않았기 때문에 진찰받기 위해 내원했었다.

초등학교 4학년의 T양은 조금 마른 체형에 어딘지 모르게 안색이 흐렸다. 미열은 감기에 걸리고 나서부터 계속 이어져 왔지만 혈액검사에서도 이상이 없었고 원인을 알 수가 없다고 한다.

아침에는 두통이 적었지만 저녁이 되면 통증이 심해져서 힘이 없어진다. 기분도 금새 나빠져서 이따금씩 엄마한테 마구 화풀이를 하

곤 한다. 코막힘은 이전부터 있었던 증상으로 알레르기성 비염으로
진단되었다.

이런 증상들이 갖춰진거라면 우선 만성 부비강염을 의심해 볼만
하다. 미열이 단골손님이기 때문이다. 어딘가 좋지 않기 때문에 미열
이 나는 것이라고 생각한다면 그 어딘가는 목, 기관지, 부비강 그중
하나로 요로尿路는 생각하기 어렵다.

대부분 이런 경우에는 옛날부터 결핵, 현재에는 결국 혈액암 등이
가족들에게 걱정거리가 되고 있다. 두통–뇌종탕腦腫湯의 도식도 같
은 선단의료의 한 가지이다.

CT스캔(컴퓨터 단층촬영)이나 MRI(핵자기공오법核磁氣共鳴法)를
찾아봐도 원인을 알 수 없던 두통이 황당하게도 근육결림으로부터
시작되었던 것 등 웃을래야 웃을 수 없는 화제에는 평소에 일어나는
일처럼 소홀히 할 수 없다.

부비강의 렌트겐 한 장으로 의외의 사실이 발견되기 때문이다. 부
비강에 고인 콧물이 빠져 나올 길이 없어서 종기가 부어 올라 짜낼
수 없는 것처럼 두통도 생기고 미열도 나게 된다 라고 생각한다면 초
심자들도 이해하기 쉬울 것이다.

T양은 정말로 생각한 대로의 진단이었다. 소시호탕小柴胡湯과, 신
이청폐탕辛夷淸肺湯의 복용으로 일단 통증이 줄었다.

지금은 두통이 있어도 한방약을 먹으면 편안해지기 때문에 신경질
적인 행동도 없어졌다. 그러나 어느 쪽이든 근본적으로 좋아지기 위
해서는 아직 시간이 걸리듯 하다.

단지 한 장의 렌트겐으로 알 수 있는 요점은 사용하기 나름인 것
이다.

5. 귀, 코, 목은 밀접한 관련이 있다

최근에는 천식도 알레르기성 비염도 알레르기에 관계한 병은 모두 유아 때부터 보여지기 시작한다. 이미 알레르기성 비염이라고 하면 거의 젊은 세대의 청년의 병으로써 취급되어 왔지만 요 몇 년은 저연령층의 아이들에게도 보이고 이젠 갓 태어난 아기들도 그 증상을 보인다. 병의 형태가 변화하고 있음을 느낀다.

"우리 아이가 계속 콧물을 흘립니다. 멈추질 않아요" 하며, 오랜 시간 감기약을 복용하던 아이의 콧물에서 알레르기에 관계된 세포가 발견되고, 이런 예는 요 몇 년 굉장히 많아지고 있다.

아마 계란이나 우유 알레르기 체질이어서, 그것이 방아쇠가 되어 계속 비염이 낫질 않는 것이 아닐까. 그와 같이 축농이나 중이염도 유아 때 많이 보여지고 있다.

이 귀, 코, 목의 3자의 관계는 매우 강하게 얽혀 있어서 코만, 귀만이라고는 할 수 없고 반드시 어딘가 한 곳이 나쁘면 주위의 기관을 손상시키기 때문에 역시 이비인후과이라고 할 이유이다.

그 중에서도 코나 부비강을 확실히 치료하는 것이 지금 화제의 삼출성중이염渗出性中耳炎의 개선에도 직결되고 있고, 그 의미로도 축농의 치료는 중요하다.

삼출성중이염의 재발로 고민하던 5살의 C군이 일전에 치료를 하기 위해 필자를 찾아온 적이 있다.

한방약도 계속 먹고 있었는데 썩 좋지 않은 모양이다. 약의 자세한 내용은 확실히 모르겠으나 지금 의사들 사이에서도 평가되고 있는 한방인 것 같았다. 목도 그렇게 좋은 편이 아니였고 알레르기성 비염과 축농증도 합병해서 식사를 할 때도 입이 짧은 편이었다. ✻